Paula Brandstetter

Schnelldiagnose psychischer Störungen

bup

Paula Brandstetter

Schnelldiagnose psychischer Störungen

ISBN: 978-3-68904-291-2 (Paperback)
ISBN: 978-3-68904-304-9(E-Book)

Copyright: Bremen University Press, Bremen, 2024.
Die Nutzung des Manuskripts im Ganzen oder in Teilen ohne vorherige schriftliche Zustimmung des Verlags ist nicht zulässig.

Erste Auflage
März 2024
Version 1.0
Printed in the European Union
bup@bremenuniversitypress.com
www.bremenuniversitypress.com

Paula Brandstetter

Schnelldiagnose psychischer Störungen

Übersicht

EINLEITUNG	6
GRUNDLAGEN DER PSYCHISCHEN GESUNDHEIT	30
EINBLICK IN PSYCHISCHE STÖRUNGEN	50
ERKENNEN VON WARNSIGNALEN UND SYMPTOMEN	69
VOM STÖRUNGSBILD ZUR DIAGNOSE	79
WIE WEITER?	91

Inhaltsverzeichnis

EINLEITUNG — 6

Einleitung und Zielsetzung des Buches	6
Wichtigkeit des Themas psychische Gesundheit	10
Globaler Stress und seine Auswirkungen	10
Stigma und soziale Akzeptanz	11
Prävention und Früherkennung	11
Arbeitswelt und psychische Gesundheit	11
Bedeutung für die öffentliche Gesundheit	12
Warum sich psychisch Erkrankte oft allein gelassen fühlen	13
Stigmatisierung und gesellschaftliche Wahrnehmung	13
Mangel an Ressourcen und Zugänglichkeit	14
Unzureichende Ausbildung und Bewusstsein	14
Fragmentierte Versorgung	15
Gesellschaftlicher Druck und Missverständnisse	16
Grenzen der Laiendiagnose	18
Bedeutung professioneller Unterstützung	23
Die Schwierigkeit mit professionellen Diagnosen	24
Interdisziplinäre Perspektiven	26
Psychiater	26
Psychologen	27
Psychotherapeuten	27
Grenzen der aktuellen Forschung	28

GRUNDLAGEN DER PSYCHISCHEN GESUNDHEIT — 30

Definition psychischer Gesundheit und Krankheit	30
Überblick über das Spektrum psychischer Störungen	32
Affektive Störungen (Stimmungsstörungen)	32
Angststörungen	34
Zwangsstörungen und verwandte Störungen	36
Essstörungen	37
Psychotische Störungen	39
Persönlichkeitsstörungen	40
Trauma- und stressbezogene Störungen	41
Substanzbezogene und suchterzeugende Störungen	43

URSACHEN UND RISIKOFAKTOREN FÜR PSYCHISCHE KRANKHEITEN	**44**
GENETISCHE FAKTOREN	44
BIOLOGISCHE FAKTOREN	45
UMWELTFAKTOREN	45
PSYCHOSOZIALE FAKTOREN	46
LEBENSSTIL UND VERHALTEN	46
ENTWICKLUNGSBEDINGTE FAKTOREN	46
DIE BEDEUTUNG VON RESILIENZ UND PRÄVENTION	**47**
RESILIENZ	47
PRÄVENTION	48

EINBLICK IN PSYCHISCHE STÖRUNGEN   50

DEPRESSIVE STÖRUNGEN: ZEICHEN UND SYMPTOME	**50**
EMOTIONALE SYMPTOME	50
KÖRPERLICHE SYMPTOME	51
KOGNITIVE SYMPTOME	51
ANGSTSTÖRUNGEN: ERKENNUNGSMERKMALE	**52**
ÜBERMÄßIGE SORGE UND ANGST	52
KÖRPERLICHE SYMPTOME	53
VERMEIDUNGSVERHALTEN	53
PANIKATTACKEN	53
KOGNITIVE VERZERRUNGEN	54
SOZIALE RÜCKZUGSTENDENZEN	54
BIPOLARE UND VERWANDTE STÖRUNGEN	**54**
MANISCHE EPISODEN	55
HYPOMANISCHE EPISODEN	55
DEPRESSIVE EPISODEN	56
WECHSELNDE EPISODEN	56
SCHIZOPHRENIE UND ANDERE PSYCHOTISCHE STÖRUNGEN	**57**
POSITIVE SYMPTOME	57
NEGATIVE SYMPTOME	58
KOGNITIVE SYMPTOME	59
PERSÖNLICHKEITSSTÖRUNGEN	**59**
CLUSTER A (DIE "EXZENTRISCHEN")	60
CLUSTER B (DIE "DRAMATISCHEN, EMOTIONALEN ODER LAUNISCHEN")	60
CLUSTER C (DIE "ÄNGSTLICHEN ODER FURCHTSAMEN")	61
STÖRUNGEN IM ZUSAMMENHANG MIT SUBSTANZMISSBRAUCH	**61**
ESSSTÖRUNGEN UND KÖRPERDYSMORPHE STÖRUNGEN	**63**
ESSSTÖRUNGEN	64

KÖRPERDYSMORPHE STÖRUNG	65
TRAUMA- UND STRESSBEZOGENE STÖRUNGEN	**66**
POSTTRAUMATISCHE BELASTUNGSSTÖRUNG (PTBS)	67
AKUTE BELASTUNGSSTÖRUNG	68
ANPASSUNGSSTÖRUNGEN	68

ERKENNEN VON WARNSIGNALEN UND SYMPTOMEN 69

VERHALTENSÄNDERUNGEN ALS FRÜHE WARNSIGNALE	**69**
SOZIALER RÜCKZUG	69
VERÄNDERUNGEN IM SCHLAF- ODER ESSVERHALTEN	69
STIMMUNGSSCHWANKUNGEN	70
ABNAHME DER LEISTUNG	70
ERHÖHTE SENSITIVITÄT	70
VERÄNDERUNGEN IM ENERGIELEVEL	71
VERNACHLÄSSIGUNG DER PERSÖNLICHEN HYGIENE	71
RISIKOVERHALTEN	71
KOMMUNIKATION UND SPRACHE: AUFFÄLLIGKEITEN ERKENNEN	**72**
VERÄNDERTE SPRECHMUSTER	72
SCHWIERIGKEITEN IM SPRACHVERSTÄNDNIS	73
VERÄNDERUNGEN IM SPRACHGEBRAUCH	73
SCHWIERIGKEITEN IN DER PRAGMATISCHEN KOMMUNIKATION	74
SOZIALE KOMMUNIKATION	74
EMOTIONALE ANZEICHEN UND HINWEISE	**75**
KÖRPERLICHE SYMPTOME UND PSYCHOSOMATISCHE SIGNALE	**77**

VOM STÖRUNGSBILD ZUR DIAGNOSE 79

ANHALTENDE TRAURIGKEIT, NIEDERGESCHLAGENHEIT ODER LEERER GEFÜHLSZUSTAND:	**82**
VERLUST DES INTERESSES ODER DER FREUDE AN AKTIVITÄTEN, DIE ZUVOR GENOSSEN WURDEN:	**82**
GEWICHTSVERLUST ODER -ZUNAHME OHNE DIÄTVERSUCHE, VERÄNDERUNGEN IM APPETIT	**83**
SCHLAFSTÖRUNGEN ODER ÜBERMÄẞIGES SCHLAFEN:	**83**
ENERGIELOSIGKEIT ODER ERHÖHTE MÜDIGKEIT	**83**
GEFÜHLE VON WERTLOSIGKEIT ODER ÜBERMÄẞIGE SCHULDGEFÜHLE:	**83**
SCHWIERIGKEITEN BEIM DENKEN, KONZENTRIEREN ODER ENTSCHEIDEN:	**83**

GEDANKEN AN TOD ODER SUIZID:	83
ÜBERMÄSSIGE SORGE UND ANGST, DIE SCHWER ZU KONTROLLIEREN SIND	84
RUHELOSIGKEIT ODER SICH LEICHT ERSCHÖPFT FÜHLEN	84
SCHWIERIGKEITEN BEIM KONZENTRIEREN ODER LEERE IM KOPF	84
REIZBARKEIT	84
MUSKELSPANNUNG	84
SCHLAFSTÖRUNGEN	84
WAHNVORSTELLUNGEN	84
HALLUZINATIONEN, STIMMEN	85
DESORGANISIERTES DENKEN (ERSICHTLICH AUS DESORGANISIERTER SPRACHE)	85
STARK ABNORMES MOTORISCHES VERHALTEN, EINSCHLIESSLICH KATATONIE	85
NEGATIVE SYMPTOME (Z.B. ABGEFLACHTE AFFEKTE, ALOGIE, WILLENSSCHWÄCHE)	85
PLÖTZLICHE UND WIEDERHOLTE ANFÄLLE VON INTENSIVER ANGST ODER TERROR	85
HERZRASEN, HERZPALPITATIONEN ODER BESCHLEUNIGTER HERZSCHLAG	85
SCHWITZEN, ZITTERN ODER BEBEN	86
GEFÜHLE DER KURZATMIGKEIT ODER ERSTICKUNGSGEFÜHLE	86
GEFÜHL DER KONTROLLVERLUST ODER ANGST, VERRÜCKT ZU WERDEN ODER ZU STERBEN	86
ZWANGSGEDANKEN, DIE ALS AUFDRINGLICH UND UNERWÜNSCHT EMPFUNDEN WERDEN UND ERHEBLICHE ANGST ODER UNBEHAGEN VERURSACHEN	86
ZWANGSHANDLUNGEN, DIE DER PERSON DAS GEFÜHL GEBEN, SIE MÜSSE SIE AUSFÜHREN, OFT ALS ANTWORT AUF EINE OBSESSIVE GEDANKEN ODER NACH STRENGEN REGELN	86
WIEDERERLEBEN DES TRAUMATISCHEN EREIGNISSES DURCH FLASHBACKS, ALPTRÄUME ODER BELASTENDE ERINNERUNGEN	86
VERMEIDUNG VON ERINNERUNGEN ODER EXTERNEN HINWEISEN, DIE AN DAS TRAUMA ERINNERN	87
NEGATIVE VERÄNDERUNGEN IN GEDANKEN UND STIMMUNG, WIE DAS GEFÜHL EINER ANHALTENDEN NEGATIVEN EMOTIONALEN VERFASSUNG	87
ERHÖHTE ERREGUNG UND REAKTIVITÄT, WIE ÜBERMÄSSIGE SCHRECKHAFTIGKEIT ODER SCHLAFSTÖRUNGEN	87
EXTREME ANGST VOR GEWICHTSZUNAHME, VERZERRUNG DES KÖRPERBILDES, RESTRIKTIVES ESSVERHALTEN	87
EPISODEN VON ESSANFÄLLEN GEFOLGT VON ERBRECHEN ODER ANDEREN KOMPENSATORISCHEN VERHALTENSWEISEN	87
ESSANFÄLLE OHNE REGELMÄSSIGE KOMPENSATORISCHE VERHALTENSWEISEN	87
INSTABILE INTERPERSONELLE BEZIEHUNGEN, SELBSTBILD UND AFFEKTE; IMPULSIVES VERHALTEN	88
MANGEL AN EMPATHIE FÜR ANDERE, EIN BEDÜRFNIS NACH BEWUNDERUNG, EIN ÜBERTRIEBENES GEFÜHL DER EIGENEN WICHTIGKEIT	88

MISSACHTUNG FÜR UND VERLETZUNG DER RECHTE ANDERER, LÜGEN, AGGRESSIVES VERHALTEN	88
SCHWIERIGKEITEN, DIE SORGE ZU KONTROLLIEREN.	88
RUHELOSIGKEIT ODER GEFÜHL, AUFGEDREHT ZU SEIN ODER "AM ENDE"; LEICHT ERMÜDBAR SEIN; SCHWIERIGKEITEN, SICH ZU KONZENTRIEREN ODER GEDANKENLEERE; REIZBARKEIT; MUSKELSPANNUNG; SCHLAFSTÖRUNG.	88
MARKANTE UND ANHALTENDE ANGST VOR EINER ODER MEHREREN SOZIALEN ODER LEISTUNGSSITUATIONEN, IN DENEN DIE PERSON DER MÖGLICHEN PRÜFUNG DURCH ANDERE AUSGESETZT IST.	89
DIE PERSON FÜRCHTET, DASS SIE ANGSTSYMPTOME ZEIGEN KÖNNTE, DIE PEINLICH ODER DEMÜTIGEND SEIN WERDEN.	89
SOZIALE SITUATIONEN WERDEN FAST IMMER MIT INTENSIVER ANGST ODER UNBEHAGEN ERLEBT ODER VOLLSTÄNDIG VERMIEDEN.	89
ZWÄNGE AUF SPEZIFISCHE THEMEN WIE SAUBERKEIT, ORDNUNG, SYMMETRIE, RELIGION ODER SEXUELLE GEDANKEN	89
WIEDERHOLTES AUSREIßEN DER EIGENEN HAARE, WAS ZU HAARVERLUST FÜHRT.	89
WACHSENDE SPANNUNG UNMITTELBAR VOR DEM AUSREIßEN ODER BEIM VERSUCH, DEM IMPULS ZU WIDERSTEHEN.	89
BEFRIEDIGUNG, VERGNÜGEN ODER ERLEICHTERUNG BEIM AUSREIßEN DER HAARE.	90
EXZESSIVES VERGLEICHEN DES AUSSEHENS MIT ANDEREN, EXZESSIVE NUTZUNG VON KLEIDUNG ODER MAKE-, UM WAHRGENOMMENE MAKEL ZU VERBERGEN.	90
SSTARKE ÜBERZEUGUNG, DASS EIN MAKEL SIE HÄSSLICH ODER DEFORMIERT MACHEN, AUCH WENN DER WAHRGENOMMENE DEFEKT FÜR ANDERE UNSICHTBAR IST.	90

WIE WEITER? 91

Einleitung

Einleitung und Zielsetzung des Buches

Im Herzen unserer schnelllebigen und oft überwältigenden Welt liegt eine stille Epidemie, die nicht nur die Tiefen des menschlichen Geistes berührt, sondern auch das soziale Gefüge unserer Gemeinschaften prägt: die psychische Gesundheit.

Die Bedeutung dieses Themas hat in den letzten Jahren zunehmend an Aufmerksamkeit gewonnen, was zu einem wachsenden Bedürfnis nach Verständnis und Handlungsfähigkeit auf individueller Ebene führt. Vor diesem Hintergrund ist das Ziel dieses Buches, eine Brücke zwischen dem komplexen Feld der psychischen Störungen und jenen zu schlagen, die sich als Anfänger auf diesem Gebiet sehen, sei es aus persönlichem Interesse, aus Sorge um einen Nahestehenden oder aus dem Wunsch heraus, ein unterstützendes Umfeld zu schaffen. Oder aber auch, weil man selbst betroffen ist.

Der Weg durch den Dschungel der psychischen Krankheiten beginnt für jeden mit einem zentralen Anliegen: Wie kann man die ersten Anzeichen einer psychischen Störung erkennen? Und dann auch noch richtig interpretieren?

Diese Fragen sind von immenser Bedeutung, da die frühzeitige Erkennung und angemessene Unterstützung entscheidend sein können, um den Verlauf einer psychischen Erkrankung positiv zu beeinflussen. Doch wie unterscheidet man persönliche Eigenheiten von einer beginnenden Krankheit? Und, sollte man erste Anzeichen beobachten, wofür sind diese Anzeichen?

Wir leben in einer Zeit, in der das Stigma, das psychische Erkrankungen umgibt, zwar langsam abgebaut wird, doch bleibt die Herausforderung bestehen, die subtilen und oft missverstandenen Signale zu erkennen, die auf eine zugrunde liegende Störung hinweisen könnten.

Das Stigma, das psychische Krankheiten umgibt, hat tiefe historische Wurzeln und wird durch eine Vielzahl von Faktoren genährt, einschließlich Unwissenheit, Missverständnissen und kulturellen Stereotypen. Diese Stigmatisierung führt dazu, dass psychische Erkrankungen oft mit Scham, Angst und Isolation assoziiert werden, was nicht nur für die Betroffenen selbst, sondern auch für deren Familien und Freunde belastend ist. Die Angst vor Ausgrenzung und Diskriminierung kann Menschen davon abhalten, ihre Symptome zu teilen oder Hilfe zu suchen, was eine frühzeitige und genaue Diagnose erheblich erschweren kann.

Das Stigma beeinflusst die Wahrnehmung psychischer Krankheiten in der Gesellschaft und untergräbt die Ernsthaftigkeit dieser Erkrankungen. Viele Menschen zögern, über ihre psychische Gesundheit zu sprechen oder professionelle Hilfe in Anspruch zu nehmen, weil sie befürchten, als schwach oder unfähig zur Bewältigung ihrer Probleme angesehen zu werden. Diese Haltung kann zu einer Verzögerung oder Vermeidung der

Diagnose führen, da Betroffene oft versuchen, ihre Symptome zu verbergen, bis sie nicht mehr zu ignorieren sind. In der Zwischenzeit können sich ihre Zustände verschlimmern, was die Behandlung erschwert und die Erholungsaussichten verringert.

Zudem erschwert das Stigma den Dialog über psychische Gesundheit in der Öffentlichkeit und im Gesundheitswesen. Selbst im medizinischen und psychosozialen Bereich können Vorurteile und Missverständnisse über psychische Krankheiten die Qualität der Betreuung beeinträchtigen. Fachpersonal kann unbewusst stigmatisierende Haltungen annehmen, die die therapeutische Beziehung belasten und die Diagnosestellung sowie die Behandlung beeinflussen.

Das Stigma trägt auch zu einem Mangel an Ressourcen und Unterstützung für psychische Gesundheitsdienste bei. Trotz wachsender Anerkennung der Bedeutung psychischer Gesundheit sind die finanzielle Förderung und die Verfügbarkeit von Diensten oft unzureichend, was den Zugang zu qualifizierter Hilfe weiter einschränkt.

In diesem Buch werden wir gemeinsam erkunden, wie psychische Krankheiten sich manifestieren können, von den häufigsten Störungen wie Depressionen und Angstzuständen bis hin zu weniger bekannten Bedingungen wie bipolaren und Persönlichkeitsstörungen. Zusätzlich zu einem Überblick über psychische Störungen und deren Anzeichen wird dieses Buch praktische Ratschläge und Strategien bieten, um Unterstützung anzubieten, ohne dabei die Bedeutung von Grenzen und der eigenen psychischen Gesundheit zu vernachlässigen. Es wird betont, wie entscheidend es ist, einen Raum für offene und vorurteilsfreie Gespräche zu schaffen und gleichzeitig zu erkennen, wann und wie professionelle Hilfe eingeholt werden sollte.

Letztendlich ist dieses Buch ein Aufruf zum Handeln, nicht nur um die Anzeichen psychischer Krankheiten zu erkennen, sondern auch, um eine Kultur der Unterstützung, des Verständnisses und der Fürsorge zu fördern. Es ist eine Einladung, sich mit dem Thema psychische Gesundheit auseinanderzusetzen, Vorurteile abzubauen und einen Beitrag zu einer Gesellschaft zu leisten, in der das Wohlbefinden des Geistes genauso wichtig genommen wird wie die körperliche Gesundheit. Durch Wissen, Verständnis und Mitgefühl können wir gemeinsam einen Unterschied machen.

Es ist jedoch wichtig, von Anfang an klarzustellen, dass die Schnelldiagnose psychischer Krankheiten durch Laien ihre inhärenten Risiken und Grenzen hat. Eine solche Diagnose kann und sollte nie den fachkundigen Blick eines professionellen Psychiaters oder Psychotherapeuten ersetzen. Stattdessen soll dieses Buch als Wegweiser dienen, der es den Leserinnen und Lesern ermöglicht, Anzeichen und Symptome besser zu verstehen, empathische Gespräche zu führen und effektive Erstunterstützung zu leisten, während gleichzeitig die Notwendigkeit einer professionellen Bewertung betont wird.

Wichtigkeit des Themas psychische Gesundheit

Die Bedeutung der psychischen Gesundheit in der heutigen Zeit kann kaum überschätzt werden. In einer Welt, die sich durch rapide technologische Fortschritte, soziale Veränderungen und globale Herausforderungen wie nie zuvor kennzeichnet, steht die psychische Gesundheit im Zentrum unseres individuellen und kollektiven Wohlbefindens. Die Anerkennung und das Verständnis der psychischen Gesundheit als integraler Bestandteil der allgemeinen Gesundheit ist oftmals entscheidend, um die Lebensqualität zu verbessern, die Produktivität zu steigern und letztlich eine resilientere Gesellschaft zu schaffen.

Globaler Stress und seine Auswirkungen

Die Globalisierung und Digitalisierung haben zwar viele Vorteile mit sich gebracht, doch gehen sie auch mit einer Zunahme von Stress, Angstzuständen und Depressionen einher. Die ständige Konnektivität durch Smartphones und soziale Medien kann zu Überstimulation und Informationsüberflutung führen, was wiederum die psychische Belastung erhöht. Die COVID-Pandemie hat diese Tendenzen noch verstärkt und die psychische Gesundheit weiter in den Vordergrund gerückt, indem sie weitreichende Auswirkungen auf das Wohlbefinden von Menschen weltweit hatte.

Stigma und soziale Akzeptanz

Trotz wachsender Anerkennung ist das Stigma, das mit psychischen Erkrankungen verbunden ist, immer noch eine bedeutende Barriere für die Inanspruchnahme von Hilfe. Die Förderung des Verständnisses und der Akzeptanz psychischer Krankheiten ist entscheidend, um dieses Stigma abzubauen und Betroffenen den Zugang zu notwendiger Unterstützung und Behandlung zu erleichtern. Eine offene Diskussion über psychische Gesundheit in Schulen, am Arbeitsplatz und in der Öffentlichkeit kann dazu beitragen, Mythen zu entkräften und eine Kultur der Fürsorge und Unterstützung zu fördern.

Prävention und Früherkennung

Die Investition in die Prävention und Früherkennung psychischer Störungen ist von unschätzbarem Wert. Durch die Förderung eines gesunden Lebensstils, einschließlich ausreichender Bewegung, gesunder Ernährung und Stressmanagement, können viele psychische Gesundheitsprobleme verhindert oder in ihrem Schweregrad gemildert werden. Schulungsprogramme zur Sensibilisierung für die Anzeichen und Symptome psychischer Krankheiten sind ebenfalls wichtig, um eine frühzeitige Diagnose und Behandlung zu ermöglichen.

Arbeitswelt und psychische Gesundheit

In der Arbeitswelt gewinnt das Thema psychische Gesundheit natürlich zunehmend an Bedeutung.

Unternehmen erkennen, dass das Wohlbefinden ihrer Mitarbeiter direkt mit Produktivität und Erfolg verbunden ist. Die Implementierung von Programmen zur Förderung der psychischen Gesundheit, flexible Arbeitszeiten und die Schaffung einer inklusiven Unternehmenskultur, die Offenheit und Unterstützung fördert, sind entscheidende Schritte in Richtung einer gesünderen Arbeitsumgebung.

Bedeutung für die öffentliche Gesundheit

Psychische Gesundheit ist nicht nur eine individuelle Angelegenheit; sie hat auch weitreichende Auswirkungen auf die öffentliche Gesundheit. Psychische Störungen gehören zu den führenden Ursachen für Behinderungen weltweit und sind eng mit anderen Gesundheitsproblemen verbunden, einschließlich Herz-Kreislauf-Erkrankungen und Diabetes. Die Integration der psychischen Gesundheitsversorgung in das allgemeine Gesundheitssystem, die Verbesserung des Zugangs zu psychosozialen Diensten und die Gewährleistung einer adäquaten Finanzierung sind wichtig, um die Gesundheitsversorgung insgesamt zu verbessern.

Insgesamt ist die Förderung der psychischen Gesundheit eine der größten Herausforderungen unserer Zeit, bietet aber auch eine der größten Chancen für Fortschritt und Wandel. Indem wir die Bedeutung der psychischen Gesundheit anerkennen und Maßnahmen zu ihrer Unterstützung ergreifen, können wir nicht nur das Leben einzelner Menschen verbessern, sondern auch zum Wohl der gesamten Gesellschaft beitragen.

Warum sich psychisch Erkrankte oft allein gelassen fühlen

Das Gefühl von Menschen mit psychiatrischen Erkrankungen, alleingelassen zu werden, kann auf eine Reihe von Faktoren zurückgeführt werden, die sowohl im Gesundheitssystem selbst als auch in der gesellschaftlichen Wahrnehmung und Behandlung psychischer Gesundheitsprobleme verwurzelt sind. Die Frage, ob das Gesundheitssystem überfordert ist, lässt sich nicht pauschal beantworten, da dies von vielen Variablen abhängt, einschließlich des Landes, der Region, der verfügbaren Ressourcen und der spezifischen Politik im Bereich der psychischen Gesundheit. Dennoch gibt es einige allgemeine Themen, die häufig in Diskussionen über psychische Gesundheitsversorgung und deren Herausforderungen auftauchen.

Stigmatisierung und gesellschaftliche Wahrnehmung

Einer der Hauptgründe, warum sich Menschen mit psychiatrischen Erkrankungen oft alleingelassen fühlen, ist die Stigmatisierung psychischer Krankheiten. Trotz wachsender Aufklärung und Sensibilisierung bleibt das Stigma stark und kann dazu führen, dass Betroffene zögern, Hilfe zu suchen, oder ihre Erkrankung verheimlichen. Dieses Stigma kann auch von Angehörigen der

Gesundheitsberufe, Freunden, Familienmitgliedern und der Gesellschaft insgesamt ausgehen, was das Gefühl der Isolation verstärkt.

Mangel an Ressourcen und Zugänglichkeit

Die Gesundheitssysteme sind in vielen Teilen der Welt mit einem Mangel an Ressourcen konfrontiert, wenn es um die Versorgung psychischer Gesundheit geht. Dies umfasst nicht nur finanzielle Mittel, sondern auch die Verfügbarkeit von Fachpersonal wie Psychiatern, Psychotherapeuten und unterstützenden Diensten. Lange Wartezeiten für Therapieplätze und eine unzureichende Anzahl von Betreuungseinrichtungen können dazu führen, dass Menschen mit psychiatrischen Erkrankungen sich vernachlässigt und alleingelassen fühlen.

Unzureichende Ausbildung und Bewusstsein

Die Ausbildung von Fachpersonal im Gesundheitswesen kann in Bezug auf psychische Gesundheit manchmal unzureichend sein, was zu einer suboptimalen Betreuung führt. Ein Mangel an spezialisiertem Wissen und Verständnis kann dazu beitragen, dass die Bedürfnisse von Menschen mit psychischen Erkrankungen nicht vollständig erkannt oder angemessen behandelt werden.

Fragmentierte Versorgung

Die fragmentierte Versorgung von Menschen mit psychischen Erkrankungen stellt eine bedeutende Herausforderung dar, die erhebliche Auswirkungen auf die Betroffenen haben kann. Die Wurzel dieses Problems liegt in der mangelnden Koordination und Kommunikation zwischen verschiedenen Diensten und Versorgungsebenen, wie Allgemeinmedizinern, Psychiatern, Psychotherapeuten und sozialen Unterstützungsdiensten. Dies führt oft zu einer Situation, in der die Betreuung nicht nahtlos ist, Informationen zwischen den beteiligten Diensten nicht effektiv ausgetauscht werden und die Behandlungspläne nicht aufeinander abgestimmt sind.

In der Praxis bedeutet dies, dass Patienten möglicherweise nicht die konsistente und umfassende Betreuung erhalten, die sie benötigen. Beispielsweise könnte ein Allgemeinarzt eine erste Diagnose stellen und eine Überweisung an einen Spezialisten aussprechen, aber ohne eine starke Verbindung und Kommunikation zwischen diesen Ebenen kann es zu Verzögerungen oder zu einer mangelnden Weiterverfolgung kommen. Die Patienten könnten sich verloren und unsicher fühlen, was die nächsten Schritte angeht, oder sie könnten Schwierigkeiten haben, Zugang zu den empfohlenen spezialisierten Diensten zu erhalten.

Darüber hinaus kann die mangelnde Koordination zu Doppeluntersuchungen oder zu widersprüchlichen Behandlungsempfehlungen führen, was die Situation für den Patienten noch verwirrender macht. Dies kann das Vertrauen in das Versorgungssystem untergraben und dazu führen, dass Betroffene weniger motiviert sind, die empfohlene Behandlung zu verfolgen oder sogar grundlegende medizinische Hilfe in Anspruch zu nehmen.

Ein weiteres Problem ist, dass die sozialen Unterstützungsdienste, die eine Schlüsselrolle bei der Bewältigung der alltäglichen Herausforderungen spielen, die mit psychischen Erkrankungen einhergehen, nicht immer gut in die allgemeine Behandlungsstrategie integriert sind. Dies kann zu einer Situation führen, in der die sozialen und beruflichen Bedürfnisse der Betroffenen vernachlässigt werden, was ihre Isolation und das Gefühl des Alleinseins weiter verstärkt.

Gesellschaftlicher Druck und Missverständnisse

Der gesellschaftliche Druck und die weit verbreiteten Missverständnisse über psychische Erkrankungen tragen erheblich dazu bei, dass sich Betroffene isoliert und missverstanden fühlen. In einer Welt, die hohe Anforderungen an individuelle Leistungsfähigkeit und ständige Verfügbarkeit stellt, werden psychische Erkrankungen oft nicht als die ernsten, behandlungsbedürftigen Zustände anerkannt, die sie sind. Stattdessen existiert die Erwartung, dass Betroffene sich schnell erholen und wieder in ihre gewohnten Rollen im Berufs- und Privatleben zurückkehren, ohne die komplexe Natur psychischer Erkrankungen und den oft langwierigen Genesungsprozess zu berücksichtigen.

Diese Missverständnisse sind tief in der gesellschaftlichen Wahrnehmung verwurzelt und führen dazu, dass psychische Erkrankungen stigmatisiert werden. Statt als legitime medizinische oder psychologische Zustände anerkannt zu werden, die professionelle Behandlung erfordern, werden sie oft als Zeichen von Schwäche oder als etwas angesehen, das mit Willenskraft allein überwunden werden kann. Dieses Stigma erschwert es Betroffenen, über ihre Erfahrungen zu sprechen und Hilfe zu suchen, aus Angst vor Ablehnung oder Diskriminierung.

Die Forderung, schnell wieder "normal" zu funktionieren, ignoriert die Realität, dass psychische Genesung ein individueller und oft nicht linearer Prozess ist. Jeder Mensch reagiert anders auf Behandlungen und braucht seine eigene Zeit, um mit den Herausforderungen seiner Erkrankung umzugehen. Der Druck, sich zu verstecken oder seine Symptome zu minimieren, kann den Genesungsprozess weiter behindern und zu zusätzlicher Belastung führen.

Um diese Situation zu verbessern, bedarf es einer gesellschaftlichen Verschiebung hin zu mehr Empathie und Verständnis für psychische Erkrankungen. Aufklärung und Sensibilisierung können dazu beitragen, das Stigma abzubauen und ein Umfeld zu schaffen, in dem sich Betroffene unterstützt und verstanden fühlen, statt isoliert und unter Druck gesetzt. Es ist wichtig, anzuerkennen, dass Genesung Zeit braucht und dass die Unterstützung von Familie, Freunden und der Gesellschaft insgesamt eine wichtige Rolle spielt.

Grenzen der Laiendiagnose

Dieses Buch bietet Einblicke, Grundlagenwissen und Orientierungshilfen im Bereich der psychischen Gesundheit mit dem Ziel, das Bewusstsein und Verständnis für psychische Störungen zu erhöhen. Es ist jedoch ausdrücklich nicht als Ersatz für professionelle medizinische Beratung, Diagnose oder Behandlung gedacht. Die Informationen in diesem Buch dienen ausschließlich Bildungszwecken. Bei Verdacht auf eine psychische Erkrankung ist es unerlässlich, sich an qualifizierte Gesundheitsdienstleister zu wenden.

Komplexität psychischer Störungen

Psychische Erkrankungen stellen aufgrund ihrer Komplexität eine besondere Herausforderung in der Diagnose und Behandlung dar. Ihre Ursachen sind vielschichtig und reichen von genetischen Faktoren über biologische Bedingungen bis hin zu psychosozialen Umständen. Diese Vielfalt an Einflüssen spiegelt sich in der Breite und Überlappung der Symptome wider, die sich bei Betroffenen zeigen können. Symptome variieren stark zwischen den Individuen und können sich in unterschiedlichen Kombinationen manifestieren, was die Diagnose weiter erschwert.

Um dieser Komplexität gerecht zu werden, setzen Fachleute auf standardisierte Diagnosewerkzeuge, wie klinische Interviews und Fragebögen, die auf international anerkannten Klassifikationssystemen wie dem DSM (Diagnostic and Statistical Manual of Mental Disorders) oder der ICD (International Classification of Diseases) basieren. Diese Instrumente bieten eine strukturierte Methode, um Symptome zu erfassen und zu bewerten, und helfen dabei, die Diagnose auf einer soliden und vergleichbaren Grundlage zu stellen.

Dennoch ist die Anwendung dieser Werkzeuge allein nicht ausreichend. Fachleute müssen den individuellen Kontext des Einzelnen berücksichtigen, einschließlich seiner medizinischen Vorgeschichte, seiner aktuellen Lebensumstände und sogar seiner kulturellen Hintergründe. Diese ganzheitliche Betrachtungsweise ist entscheidend, da sie Einblicke in mögliche auslösende oder aufrechterhaltende Faktoren der psychischen Erkrankung bietet. Beispielsweise können traumatische Lebensereignisse, chronischer Stress am Arbeitsplatz oder in der Familie, oder auch körperliche Erkrankungen relevante Kontextfaktoren sein, die die Entstehung und den Verlauf psychischer Störungen beeinflussen.

Die Diagnose einer psychischen Erkrankung ist daher ein Prozess, der Fachwissen, Einfühlungsvermögen und die Fähigkeit erfordert, ein tiefes Verständnis für die Erfahrungen und den Hintergrund des Einzelnen zu entwickeln. Es ist ein dynamischer Prozess, der manchmal Anpassungen der Diagnose erfordert, da sich

Symptome und Umstände im Laufe der Zeit ändern können. Die Bedeutung einer sorgfältigen und kontextbezogenen Diagnosestellung kann nicht hoch genug eingeschätzt werden, da sie die Grundlage für eine erfolgreiche Behandlung und Unterstützung bildet, die auf die spezifischen Bedürfnisse und Umstände des Einzelnen zugeschnitten ist.

Risiko von Fehldiagnosen

Ohne die entsprechende fachliche Ausbildung ist es für Laien schwierig, die Symptome psychischer Erkrankungen korrekt zu deuten. Das Risiko, dass Symptome falsch interpretiert oder wichtige Anzeichen übersehen werden, ist erheblich. Diese Unsicherheit in der Einschätzung kann zu Fehldiagnosen führen, die wiederum den Weg für unangemessene oder sogar schädliche Behandlungsmethoden ebnen. Anstatt eine Verbesserung des Zustands des Betroffenen zu bewirken, könnten solche fehlgeleiteten Interventionen die Situation verschlimmern.

Die Komplexität psychischer Erkrankungen erfordert ein Verständnis ihrer vielfältigen Erscheinungsformen und der dynamischen Weise, in der sich Symptome manifestieren und interagieren können. Fachkräfte im Bereich der psychischen Gesundheit bringen nicht nur ihr umfassendes Wissen über psychische Störungen mit, sondern auch die Fähigkeit, dieses Wissen im Kontext der individuellen Erfahrungen und der Lebensumstände der betroffenen Person anzuwenden. Sie sind darauf geschult, subtile Hinweise in Verhaltensmustern zu erkennen, die Laien möglicherweise entgehen, und können so ein vollständigeres Bild der psychischen Gesundheit einer Person zeichnen.

Darüber hinaus sind Fachleute erfahren im Einsatz standardisierter Diagnoseinstrumente und -kriterien, die eine objektivere Bewertung der Symptome ermöglichen. Diese Werkzeuge tragen dazu bei, die Wahrscheinlichkeit von Fehldiagnosen zu reduzieren und sicherzustellen, dass die Behandlung auf den spezifischen Bedürfnissen der Person basiert.

Fehldiagnosen durch Laien können nicht nur zu unpassenden Behandlungsansätzen führen, sondern auch dazu, dass wertvolle Zeit verloren geht, in der eine effektive Behandlung hätte beginnen können. In manchen Fällen können sie auch psychologischen Schaden anrichten, indem sie beispielsweise das Stigma verstärken, das mit psychischen Erkrankungen verbunden ist, oder indem sie die Selbstwahrnehmung der betroffenen Person negativ beeinflussen.

Die Rolle von Laien sollte daher eher darin bestehen, Unterstützung zu bieten und dazu zu ermutigen, professionelle Hilfe in Anspruch zu nehmen, statt zu versuchen, eine Diagnose zu stellen oder Behandlungsempfehlungen auszusprechen. Die Bedeutung des Zugangs zu qualifizierter medizinischer und therapeutischer Hilfe kann in diesem Kontext nicht hoch genug eingeschätzt werden, um sicherzustellen, dass Menschen mit psychischen Erkrankungen die angemessene Betreuung und Unterstützung erhalten, die sie benötigen.

Psychologische Auswirkungen

Selbst wenn Laien in ihrer Einschätzung psychischer Symptome richtig liegen, birgt die Mitteilung einer Diagnose ohne professionellen Rahmen erhebliche Risiken. Die psychologischen Auswirkungen einer solchen Etikettierung können tiefgreifend und belastend sein. Eine Diagnose psychischer Erkrankungen trägt nicht nur medizinische, sondern auch tief persönliche und soziale Implikationen. Sie kann das Selbstbild einer Person, ihre Beziehungen und ihre Zukunftsperspektiven stark beeinflussen. Daher ist es von entscheidender Bedeutung, dass eine solche Mitteilung mit größter Sensibilität und im Kontext einer fachkundigen Unterstützung erfolgt.

Die Konfrontation mit einer Diagnose kann bei der betroffenen Person eine Vielzahl von Reaktionen hervorrufen, darunter Angst, Verleugnung, Erleichterung, aber auch Stigmatisierung und Isolation. Fachpersonal im Bereich der psychischen Gesundheit ist darauf geschult, diese komplexe Dynamik zu navigieren. Sie wissen, wie wichtig es ist, die Diagnose in einer Weise zu kommunizieren, die die Person unterstützt und stärkt, anstatt sie zu überwältigen oder zu marginalisieren. Dies beinhaltet oft, den richtigen Zeitpunkt für die Mitteilung zu wählen, einen sicheren und unterstützenden Raum für das Gespräch zu schaffen und Informationen auf eine

Art und Weise zu präsentieren, die Hoffnung und Wege zur Bewältigung aufzeigt.

Zudem ermöglicht die professionelle Einbettung der Diagnose eine sofortige Diskussion über Behandlungsmöglichkeiten, Unterstützungsnetzwerke und nächste Schritte. Dies bietet den Betroffenen nicht nur Klarheit, sondern auch einen Plan, wie sie mit ihrer Situation umgehen können. Die professionelle Begleitung umfasst zudem die Möglichkeit, Fragen zu stellen und Bedenken zu äußern, was in einem Laienkontext oft nicht in derselben Tiefe möglich ist.

Darüber hinaus kann die professionelle Diagnosestellung und Beratung dazu beitragen, das Stigma zu verringern, das mit psychischen Erkrankungen verbunden ist. Indem Fachkräfte Informationen bereitstellen und Mythen entkräften, können sie helfen, die Erkrankung zu normalisieren und die Betroffenen zu ermutigen, offen mit ihrer Situation umzugehen und Unterstützung zu suchen.

Bedeutung professioneller Unterstützung

Nur qualifizierte Fachkräfte können eine umfassende Behandlungsplanung bieten, die sowohl medikamentöse als auch psychotherapeutische Interventionen umfassen kann. Zudem sind sie in der Lage, den Verlauf der Erkrankung zu überwachen und die Behandlung entsprechend anzupassen.

Die Förderung des Verständnisses und der Empathie für Menschen mit psychischen Erkrankungen ist wichtig und lobenswert. Jedoch muss jeder, der sich mit diesem Thema auseinandersetzt, die Grenzen seiner Fähigkeiten anerkennen und die Bedeutung fachkundiger Diagnose und Behandlung respektieren. Es ist essenziell, eine Kultur der Unterstützung zu fördern, in der die Suche nach professioneller Hilfe nicht nur akzeptiert, sondern ermutigt wird.

Die Schwierigkeit mit professionellen Diagnosen

Die Diagnose psychischer Erkrankungen stellt selbst für Fachleute eine bedeutende Herausforderung dar, die oft mit Unklarheiten, Uneinheitlichkeiten und manchmal sogar Widersprüchen behaftet ist. Diese Schwierigkeiten sind teilweise direkt auf die Natur psychischer Störungen zurückzuführen, spiegeln aber auch die Komplexität der menschlichen Psyche und die Grenzen der bestehenden diagnostischen Systeme wider.

Psychische Störungen unterscheiden sich grundlegend von vielen körperlichen Erkrankungen, da sie sich nicht immer durch klar definierbare oder objektiv messbare Symptome auszeichnen. Stattdessen basiert ihre Diagnose häufig auf der subjektiven Beschreibung von Empfindungen, Gedankenmustern und Verhaltensweisen, die sowohl vom Betroffenen selbst als auch vom behandelnden Fachpersonal interpretiert werden müssen. Diese subjektive Natur der Symptome macht die

Diagnose psychischer Erkrankungen besonders komplex und anfällig für Interpretationsspielräume.

Hinzu kommt, dass psychische Erkrankungen ein breites Spektrum an Symptomen aufweisen können, die sich bei verschiedenen Personen unterschiedlich manifestieren und überlappen können. Ein und dasselbe Symptom kann bei verschiedenen Störungen auftreten, während einzelne Störungen durch eine Vielzahl unterschiedlicher Symptome charakterisiert sein können. Diese Überlappungen und die Variabilität der Symptome erschweren eine eindeutige Diagnose und führen dazu, dass selbst erfahrene Fachleute zu unterschiedlichen Einschätzungen gelangen können.

Die menschliche Psyche ist zudem von einer beeindruckenden Komplexität und Individualität geprägt, die durch eine Vielzahl von biologischen, sozialen und psychologischen Faktoren beeinflusst wird. Die individuelle Lebensgeschichte, aktuelle Lebensumstände und persönliche Resilienz spielen eine entscheidende Rolle in der Entstehung und dem Verlauf psychischer Erkrankungen. Diese individuellen Unterschiede zu erfassen und in die Diagnose miteinzubeziehen, stellt eine weitere Herausforderung dar.

Schließlich stoßen auch die aktuellen diagnostischen Systeme an ihre Grenzen. Obwohl Klassifikationssysteme wie das DSM (Diagnostic and Statistical Manual of Mental Disorders) und die ICD (International Classification of Diseases) kontinuierlich weiterentwickelt werden, um die Diagnose psychischer Störungen zu standardisieren und zu präzisieren, können sie die individuelle Vielfalt psychischer Erlebensweisen nicht vollständig abbilden. Diese Systeme bieten zwar wichtige Richtlinien für die Diagnose und Behandlung, können jedoch die Notwendigkeit einer individuellen Betrachtung nicht ersetzen.

Hinzu kommt, dass der Verlauf psychischer Störungen oft dynamisch ist und sich über die Zeit verändern kann. Eine anfängliche Diagnose kann sich als unvollständig oder ungenau herausstellen, wenn neue Symptome auftreten oder sich das Muster der bestehenden Symptome verändert. Dies kann zu einer Anpassung oder Überarbeitung der Diagnose führen.

Interdisziplinäre Perspektiven

Innerhalb der psychischen Gesundheitsversorgung existiert eine Vielfalt von Fachgebieten wie Psychiatrie, klinische Psychologie und Psychotherapie, die sich durch unterschiedliche theoretische Orientierungen und diagnostische Ansätze auszeichnen. Diese Diversität, obwohl bereichernd und für eine umfassende Behandlung psychischer Störungen wesentlich, birgt auch das Potenzial für unterschiedliche Interpretationen derselben Symptome, was zu variierenden Diagnosen führen kann.

Psychiater

Psychiater, ausgebildet als Mediziner, neigen dazu, psychische Erkrankungen vorwiegend aus einer biologischen Perspektive zu betrachten, bei der chemische Ungleichgewichte im Gehirn, genetische Faktoren oder neurologische Bedingungen im Fokus stehen. Ihre Ansätze zur Diagnose und Behandlung sind oft medikamentös orientiert, obwohl viele auch die Bedeutung psychotherapeutischer Interventionen anerkennen.

Psychologen

Klinische Psychologen bringen eine andere Perspektive ein, die stark auf psychologischen Tests und Bewertungen basiert, um ein tiefgreifendes Verständnis des psychischen Zustands eines Individuums zu erlangen. Sie nutzen eine breite Palette von Testverfahren zur Einschätzung kognitiver, emotionaler und verhaltensbezogener Aspekte der psychischen Gesundheit, was zu Diagnosen führen kann, die die psychologischen und sozialen Kontexte des Individuums stärker berücksichtigen.

Psychotherapeuten

Psychotherapeuten, die in verschiedenen therapeutischen Schulen ausgebildet sein können – wie der kognitiven Verhaltenstherapie, der Psychoanalyse oder humanistischen Ansätzen –, bringen oftmals ihre eigenen theoretischen Orientierungen in die Diagnose und Behandlung ein. Diese Orientierungen beeinflussen, wie Symptome interpretiert, welche Bedeutung bestimmten Lebensereignissen oder Verhaltensmustern beigemessen wird und welche Behandlungsstrategien als die effektivsten angesehen werden.

Diese unterschiedlichen Perspektiven und Ansätze können zu variierenden Interpretationen derselben Symptome führen, was in unterschiedlichen Diagnosen resultieren kann. Während ein Psychiater möglicherweise eine medikamentöse Behandlung für eine bestimmte Störung empfiehlt, könnte ein Psychotherapeut eine spezifische Form der Psychotherapie als wirksamer betrachten, basierend auf seiner Einschätzung der zugrunde liegenden psychologischen Dynamiken.

Grenzen der aktuellen Forschung

Trotz der bemerkenswerten Fortschritte, die im Verständnis psychischer Erkrankungen erzielt wurden, bleiben viele Fragen bezüglich der genauen Ursachen, der effektivsten Behandlungsmethoden und der Klassifikation von Störungen offen. Diese verbleibenden Unklarheiten sind teilweise auf die inhärente Komplexität psychischer Störungen zurückzuführen, die durch eine Vielzahl biologischer, psychologischer und sozialer Faktoren beeinflusst werden. Diese Faktoren interagieren auf komplexe Weise, was die Bestimmung eindeutiger Ursachen erschwert, und die Entwicklung universell wirksamer Behandlungsmethoden verkompliziert.

Die Vielschichtigkeit der Ursachen und Einflussfaktoren führt zu einer fortwährenden Debatte darüber, wie psychische Störungen am besten klassifiziert und behandelt werden sollten. Während einige Fachleute den Schwerpunkt auf die biologischen Aspekte legen und medikamentöse Therapien bevorzugen, betonen andere die Bedeutung psychologischer und sozialer Faktoren und setzen auf psychotherapeutische oder integrative Behandlungsansätze. Diese unterschiedlichen Perspektiven können zu Unsicherheiten oder sogar Widersprüchen in der diagnostischen Praxis führen, da die Auswahl der Behandlungsmethode oft von der zugrunde liegenden theoretischen Orientierung des behandelnden Fachpersonals abhängt.

Die Grenzen des aktuellen Wissens und die daraus resultierenden Unsicherheiten unterstreichen die Bedeutung einer fortgesetzten Forschung in der Psychiatrie und Psychologie. Sie erinnern uns auch an die Notwendigkeit einer flexiblen, patientenzentrierten Herangehensweise in der klinischen Praxis, die die individuellen Bedürfnisse und Umstände jeder Person berücksichtigt. Eine solche Herangehensweise erfordert eine ständige Auseinandersetzung mit neuen Erkenntnissen und die Bereitschaft, Behandlungspläne anhand der neuesten verfügbaren Informationen anzupassen. Es ist ein dynamischer Prozess, der nicht nur das Fachwissen der Behandelnden, sondern auch ihre Fähigkeit zur Empathie und zum Dialog mit den Betroffenen fordert, um die bestmöglichen Behandlungsergebnisse zu erzielen.

Grundlagen der psychischen Gesundheit

Definition psychischer Gesundheit und Krankheit

Psychische Gesundheit und Krankheit umfassen ein breites Spektrum an Zuständen, die sich auf unsere emotionalen, psychologischen und sozialen Wohlbefinden auswirken. Die Definition dieser Konzepte hat sich im Laufe der Zeit weiterentwickelt und variiert je nach kulturellem, sozialem und individuellem Kontext. Dennoch gibt es grundlegende Prinzipien, die allgemein anerkannt werden.

Psychische Gesundheit bezieht sich auf einen Zustand des Wohlbefindens, in dem ein Individuum seine Fähigkeiten realisieren, mit den normalen Lebensbelastungen umgehen, produktiv und fruchtbar arbeiten und einen Beitrag zu seiner Gemeinschaft leisten kann. Es geht nicht nur darum, das Fehlen von psychischen Störungen oder Behinderungen zu haben, sondern umfassendes Wohlbefinden und die Fähigkeit, das Leben in vollem Umfang zu leben und zu genießen. Psychische Gesundheit ist ein integraler Bestandteil der Gesundheit; tatsächlich gibt es kein Gesundheit ohne psychische Gesundheit.

Psychische Krankheiten, auch bekannt als psychische Störungen, umfassen ein breites Spektrum an Problemen, mit unterschiedlichen Symptomen, die sich auf

Gedanken, Gefühle, Verhalten und Interaktionen mit anderen auswirken. Diese Störungen können durch verschiedene Faktoren, einschließlich genetischer, biologischer, umweltbedingter und psychologischer Einflüsse, verursacht werden. Zu den häufigsten psychischen Störungen gehören Depressionen, Angststörungen, bipolare Störungen, Essstörungen und Schizophrenie. Die Diagnose und Behandlung psychischer Krankheiten erfolgen in der Regel durch Fachleute wie Psychiater, Psychologen und klinische Sozialarbeiter, oft unter Verwendung standardisierter Diagnosekriterien wie dem Diagnostic and Statistical Manual of Mental Disorders (DSM) oder der International Classification of Diseases (ICD).

Die Abgrenzung zwischen psychischer Gesundheit und Krankheit ist nicht immer klar. Viele Faktoren tragen dazu bei, einschließlich der Fähigkeit des Einzelnen, mit Stress umzugehen, zwischenmenschliche Beziehungen aufzubauen und zu pflegen, und die Fähigkeit, zu arbeiten und am gesellschaftlichen Leben teilzunehmen. Zudem können kulturelle Unterschiede in der Wahrnehmung und Bewertung von psychischem Wohlbefinden und Verhalten bestehen, was die Definition und das Verständnis psychischer Gesundheit und Krankheit weiter kompliziert.

Die Bedeutung von psychischer Gesundheit in der Gesellschaft hat in den letzten Jahren zugenommen, wobei ein größerer Schwerpunkt auf die Prävention von psychischen Erkrankungen, die Förderung des psychischen

Wohlbefindens und die Entstigmatisierung von psychischen Störungen gelegt wurde. Durch Bildung, Bewusstsein und Unterstützung können Individuen und Gemeinschaften besser ausgestattet werden, um mit psychischen Gesundheitsproblemen umzugehen und die allgemeine Lebensqualität zu verbessern.

Überblick über das Spektrum psychischer Störungen

Das Spektrum psychischer Störungen ist weitreichend und umfasst eine Vielzahl von Zuständen, die das emotionale, psychologische und soziale Wohlbefinden eines Individuums beeinträchtigen können. Diese Störungen variieren in ihrer Schwere und Ausprägung und können das tägliche Leben in unterschiedlichem Maße beeinflussen. Im Folgenden wird ein Überblick über einige der Hauptkategorien psychischer Störungen gegeben, wie sie in gängigen diagnostischen Handbüchern wie dem DSM (Diagnostic and Statistical Manual of Mental Disorders) und der ICD (International Classification of Diseases) klassifiziert werden.

Affektive Störungen (Stimmungsstörungen)

Die Kategorie der affektiven Störungen, auch als Stimmungsstörungen bekannt, umfasst jene psychischen Erkrankungen, die primär die Stimmung eines Individuums beeinflussen. Diese Störungen können tiefgreifende Auswirkungen auf das tägliche Leben, die Arbeitsfähigkeit und die zwischenmenschlichen Beziehungen der

Betroffenen haben. Zu den bekanntesten affektiven Störungen gehören die Depression und die bipolare Störung, die sich in ihren Erscheinungsformen und der Art ihrer Behandlung unterscheiden.

Depression ist eine der häufigsten psychischen Störungen weltweit und ist durch eine Reihe von emotionalen, kognitiven und körperlichen Symptomen gekennzeichnet. Die Kernsymptome einer Depression umfassen anhaltende Traurigkeit, einen markanten Verlust des Interesses an Aktivitäten, die früher als lohnend empfunden wurden, und eine allgemeine Unfähigkeit, Freude zu empfinden. Diese emotionalen Symptome werden oft von einem verminderten Selbstwertgefühl, Schuldgefühlen, Hoffnungslosigkeit, Entscheidungsschwierigkeiten, Schlafstörungen und Veränderungen des Appetits oder des Gewichts begleitet. In schweren Fällen können Gedanken an den Tod oder Suizid auftreten.

Die bipolare Störung, früher als manisch-depressive Erkrankung bekannt, ist durch einen Wechsel zwischen manischen, hypomanischen und depressiven Episoden charakterisiert. Manie beschreibt Perioden überhöhter oder reizbarer Stimmung, gesteigerter Aktivität oder Energie, die deutlich von dem normalen Zustand der Person abweichen. Während einer manischen Episode können Betroffene eine verminderte Schlafbedürftigkeit, übertriebenes Selbstvertrauen, vermindertes Urteilsvermögen, gesteigerte Gesprächigkeit und manchmal auch Wahnvorstellungen oder Halluzinationen erleben. Hypomanische Episoden ähneln manischen Episoden, sind jedoch weniger intensiv und führen nicht zu den erheblichen Beeinträchtigungen im sozialen oder beruflichen Umfeld, die für Manien typisch sind. Depressive Phasen bei bipolarer Störung ähneln denen, die bei einer unipolaren Depression beobachtet werden, einschließlich tiefer Traurigkeit und Interessenverlust.

Angststörungen

Angststörungen stellen eine Gruppe von psychischen Erkrankungen dar, die durch intensives, anhaltendes und oft unverhältnismäßiges Gefühl von Angst, Sorge und Furcht charakterisiert sind. Diese Gefühle gehen weit über die üblichen, vorübergehenden Besorgnisse des Alltags hinaus und können das tägliche Leben und das Wohlbefinden der Betroffenen erheblich beeinträchtigen. Angststörungen sind weit verbreitet und umfassen mehrere spezifische Diagnosen, die sich in den Auslösern der Angst und in den Manifestationen der Symptome unterscheiden.

Die generalisierte Angststörung (GAS) ist durch eine anhaltende, übermäßige und oft unrealistische Sorge über alltägliche Dinge gekennzeichnet. Personen mit GAS finden es schwierig, diese Sorgen zu kontrollieren und erleben oft eine Reihe von körperlichen Symptomen wie Unruhe, Erschöpfung, Konzentrationsschwierigkeiten, Reizbarkeit, Muskelspannung und Schlafprobleme.

Die Panikstörung zeichnet sich durch wiederkehrende und unerwartete Panikattacken aus – intensive Perioden von Angst oder Unbehagen, die plötzlich auftreten und innerhalb weniger Minuten einen Höhepunkt erreichen. Während einer Panikattacke können eine Vielzahl von Symptomen auftreten, darunter Herzrasen, Schwitzen, Zittern, Kurzatmigkeit, ein Gefühl der Erstickung, Brustschmerz, Übelkeit, Schwindel und die Furcht, die Kontrolle zu verlieren oder zu sterben.

Soziale Angststörung, auch soziale Phobie genannt, ist durch eine ausgeprägte und anhaltende Angst vor sozialen Situationen oder Leistungssituationen gekennzeichnet, in denen die Person der Bewertung durch andere ausgesetzt ist. Diese Angst vor Peinlichkeit oder Beurteilung kann dazu führen, dass Betroffene soziale Interaktionen meiden, was erhebliche Auswirkungen auf persönliche Beziehungen und berufliche Chancen haben kann.

Spezifische Phobien sind durch eine intensive und irrationale Angst vor einem bestimmten Objekt oder einer spezifischen Situation gekennzeichnet, die weit über die tatsächliche Bedrohung hinausgeht. Zu den häufigen Phobien gehören die Angst vor bestimmten Tieren, Höhen, Fliegen oder Injektionen. Diese Angst führt oft dazu, dass die betroffenen Personen große Anstrengungen unternehmen, um die gefürchteten Objekte oder Situationen zu vermeiden, was ihre Lebensqualität beeinträchtigen kann.

Zwangsstörungen und verwandte Störungen

Zwangsstörungen und verwandte Störungsbilder gehören zu einer Gruppe psychischer Erkrankungen, die durch wiederkehrende, intrusive und unerwünschte Gedanken (Zwangsgedanken) sowie repetitive Verhaltensweisen oder mentale Handlungen (Zwangshandlungen) gekennzeichnet sind, die Personen fühlen sich gezwungen, als Reaktion auf die Zwangsgedanken oder nach strengen Regeln auszuführen. Diese Zwänge werden oft als Versuche verstanden, Angst oder Unbehagen zu reduzieren, das durch die Zwangsgedanken ausgelöst wird, obwohl sie meist übertrieben oder nicht wirklich hilfreich sind.

Bei der Zwangsstörung erleben die Betroffenen anhaltende und störende Gedanken, Impulse oder Vorstellungen, die Stress oder Angst verursachen. Um diese Gefühle zu neutralisieren oder zu mindern, entwickeln sie Zwangshandlungen, wie exzessives Händewaschen, Ordnen oder Überprüfen. Diese Handlungen können zeitintensiv sein und zu erheblichen Beeinträchtigungen im sozialen, beruflichen oder anderen wichtigen Funktionsbereichen führen.

Die Körperdysmorphe Störung ist eine verwandte Erkrankung, bei der die Betroffenen übermäßig besorgt um vermeintliche Mängel oder Makel in ihrem Aussehen sind, die für andere oft nicht wahrnehmbar sind. Diese übertriebene Sorge führt zu erheblichem Leid und kann zu wiederholten Verhaltensweisen wie häufigem

Spiegelblicken, Hautzupfen oder dem Bedürfnis nach ständiger Rückversicherung führen.

Die Sammelstörung ist eine weitere verwandte Störung, die sich durch anhaltende Schwierigkeiten beim Wegwerfen oder Loslassen von Gegenständen charakterisiert, unabhängig von ihrem tatsächlichen Wert. Diese Anhäufung von Gegenständen kann zu überfüllten, unordentlichen Wohnbereichen führen, die ernsthafte Gefahren für die Sicherheit oder Hygiene darstellen können.

Essstörungen

Essstörungen sind komplexe psychische Erkrankungen, die sich durch ernsthaft abnormales oder gestörtes Essverhalten auszeichnen und tiefgreifende Auswirkungen auf die körperliche Gesundheit, das psychische Wohlbefinden und die sozialen Funktionen der Betroffenen haben. Diese Störungen sind oft mit intensiven Gefühlen von Angst, Scham und Kontrollverlust verbunden und können lebensbedrohlich sein, wenn sie unbehandelt bleiben. Zu den am weitesten verbreiteten Essstörungen zählen Anorexia nervosa, Bulimia nervosa und die Binge-Eating-Störung.

Anorexia nervosa ist durch ein extrem niedriges Körpergewicht, eine intensive Angst vor Gewichtszunahme und eine verzerrte Wahrnehmung des eigenen Körperbildes gekennzeichnet. Personen mit Anorexia nervosa nehmen extrem restriktive Essgewohnheiten an, um

Gewicht zu verlieren oder eine Gewichtszunahme zu verhindern, selbst wenn sie bereits untergewichtig sind. Diese Störung kann zu schwerwiegenden gesundheitlichen Komplikationen führen, einschließlich Herzproblemen, Osteoporose und Unfruchtbarkeit.

Bulimia nervosa ist durch wiederkehrende Episoden von Essanfällen charakterisiert, während derer große Mengen an Nahrung in kurzer Zeit konsumiert werden, gefolgt von kompensatorischen Verhaltensweisen wie selbstinduziertem Erbrechen, übermäßiger körperlicher Betätigung oder der Einnahme von Abführmitteln, um eine Gewichtszunahme zu verhindern. Diese Zyklen von Essanfällen und kompensatorischen Verhaltensweisen können zu schweren körperlichen und psychischen Problemen führen, einschließlich Elektrolytstörungen, Magen-Darm-Problemen und einem geschädigten Selbstwertgefühl.

Die Binge-Eating-Störung ist durch wiederholte Episoden von Essanfällen gekennzeichnet, bei denen die Betroffenen große Mengen an Nahrung in einem kurzen Zeitraum konsumieren, oft bis zu einem Punkt extremer Unbehaglichkeit. Im Gegensatz zu Bulimia nervosa folgen diesen Essanfällen keine regelmäßigen kompensatorischen Verhaltensweisen, was häufig zu Übergewicht oder Fettleibigkeit führt. Betroffene erleben oft Schuldgefühle, Scham und Verzweiflung über ihre Unfähigkeit, ihr Essverhalten zu kontrollieren.

Psychotische Störungen

Psychotische Störungen stellen eine Gruppe von psychischen Erkrankungen dar, die tiefgreifende Veränderungen im Denken und in der Wahrnehmung der Realität kennzeichnen. Das auffälligste Merkmal dieser Störungen sind Halluzinationen und Wahnvorstellungen. Halluzinationen sind sensorische Erfahrungen ohne äußeren Reiz, wie das Hören von Stimmen, die nicht vorhanden sind, während Wahnvorstellungen unerschütterliche, aber falsche Überzeugungen sind, die nicht durch die Realität oder rationale Argumente verändert werden können. Diese Symptome können zu erheblichem Leid führen und die Fähigkeit der Betroffenen, im Alltag zu funktionieren, stark beeinträchtigen.

Schizophrenie ist vielleicht die bekannteste und am intensivsten erforschte psychotische Störung. Sie umfasst eine breite Palette von Symptomen, die in drei Kategorien unterteilt werden können: positive, negative und kognitive Symptome. Positive Symptome beziehen sich auf das Hinzufügen von Erfahrungen zur normalen Wahrnehmung, wie Halluzinationen und Wahnvorstellungen. Negative Symptome sind durch einen Mangel oder Verlust von Funktionen und Fähigkeiten gekennzeichnet, wie emotionale Abstumpfung, Verlust der Motivation oder des Interesses und verminderte Sprachproduktion. Kognitive Symptome betreffen Beeinträchtigungen des Gedächtnisses, der Aufmerksamkeit und der Fähigkeit, Informationen zu organisieren und zu planen.

Die Ursachen psychotischer Störungen sind vielfältig und umfassen genetische, biologische und umweltbedingte Faktoren. Die Forschung deutet darauf hin, dass eine Kombination aus genetischer Prädisposition und bestimmten Umweltfaktoren, wie Stress oder Drogenmissbrauch, das Risiko für die Entwicklung einer psychotischen Störung erhöhen kann.

Die Behandlung psychotischer Störungen erfordert oft einen multimodalen Ansatz, der Medikamente (typischerweise Antipsychotika), Psychotherapie und soziale Unterstützung umfasst. Das Ziel der Behandlung ist es, die Symptome zu lindern, Rückfälle zu verhindern und den Betroffenen zu helfen, ein möglichst normales und erfülltes Leben zu führen. Frühe Intervention und eine kontinuierliche, umfassende Betreuung sind entscheidend für die Verbesserung der Prognose und Lebensqualität der Betroffenen.

Persönlichkeitsstörungen

Persönlichkeitsstörungen umfassen eine Gruppe von psychischen Erkrankungen, bei denen tief verwurzelte, anhaltende Muster des Verhaltens und der inneren Erfahrung vorliegen, die erheblich von den kulturellen Erwartungen abweichen. Diese Muster sind in verschiedenen Lebensbereichen starr und durchgängig, führen oft zu persönlichem Leid und können die Funktionsfähigkeit im sozialen oder beruflichen Umfeld beeinträchtigen.

Die Borderline-Persönlichkeitsstörung ist durch intensive, instabile Beziehungen, ein schwankendes Selbstbild, starke emotionale Reaktionen und eine ausgeprägte Angst vor dem Verlassenwerden gekennzeichnet. Menschen mit dieser Störung erleben häufig starke Stimmungsschwankungen und können impulsives Verhalten zeigen, was zu selbstschädigendem Verhalten oder Suizidgedanken führen kann.

Die antisoziale Persönlichkeitsstörung zeichnet sich durch ein Muster von Missachtung und Verletzung der Rechte anderer aus, das seit dem 15. Lebensjahr beginnt. Zu den Merkmalen gehören Betrug, Manipulation, Impulsivität, Reizbarkeit, Aggressivität und ein mangelndes Gefühl von Reue. Personen mit antisozialer Persönlichkeitsstörung zeigen oft ein Verhalten, das in Konflikt mit gesellschaftlichen Normen und Gesetzen steht.

Bei der narzisstischen Persönlichkeitsstörung steht ein tiefgreifendes Muster von Großartigkeit (in Fantasie oder Verhalten), Bedürfnis nach Bewunderung und Mangel an Empathie im Vordergrund. Personen mit dieser Störung haben oft eine überhöhte Vorstellung von ihrer eigenen Wichtigkeit, ein tiefes Bedürfnis nach übermäßiger Bewunderung und eine ausgeprägte Bereitschaft, andere für den eigenen Vorteil auszunutzen.

Trauma- und stressbezogene Störungen

Störungen, die als direkte Reaktion auf traumatische oder extrem stressreiche Ereignisse entstehen, bilden eine eigene Kategorie innerhalb der psychischen Erkrankungen. Diese Störungen manifestieren sich durch eine Vielzahl von emotionalen, kognitiven und körperlichen Symptomen, die das tägliche Leben und das Wohlbefinden der betroffenen Personen erheblich beeinträchtigen können. Zu den bekanntesten gehören die Posttraumatische Belastungsstörung (PTBS) und die Anpassungsstörungen.

Die Posttraumatische Belastungsstörung entwickelt sich als Reaktion auf die direkte Konfrontation mit einem oder mehreren Ereignissen, die tatsächliche oder drohende Tod, schwere Verletzungen oder eine Bedrohung der physischen Integrität der eigenen Person oder anderer Menschen beinhalten. PTBS ist gekennzeichnet durch das wiederholte Erleben des Traumas in belastenden Erinnerungen, Träumen oder Flashbacks, Vermeidung von mit dem Trauma assoziierten Reizen, anhaltende negative Veränderungen in Gedanken und Stimmung, sowie erhöhte Erregung und Reizbarkeit.

Anpassungsstörungen hingegen treten als Reaktion auf identifizierbare Stressoren auf, die innerhalb von drei Monaten nach dem Ereignis zu emotionalen oder verhaltensbezogenen Symptomen führen. Diese Stressoren können vielfältiger Natur sein, wie etwa Beziehungsprobleme, berufliche Veränderungen oder ernsthafte Krankheiten. Die Symptome von Anpassungsstörungen, zu denen unter anderem Traurigkeit, Angst, Schlafstörungen und Konzentrationsschwierigkeiten gehören, sind in der Regel weniger schwer als bei PTBS, können aber dennoch die soziale Funktion und Leistungsfähigkeit beeinträchtigen.

Substanzbezogene und suchterzeugende Störungen

Substanzbezogene Störungen beschäftigen sich mit Problemen, die aus dem Konsum von Substanzen wie Alkohol, Cannabis, Opioiden und anderen Drogen resultieren. Diese Störungen decken ein breites Spektrum an Problematiken ab, von Abhängigkeit und Missbrauch bis hin zu Entzugssymptomen, und können tiefgreifende Auswirkungen auf die physische Gesundheit, das psychische Wohlbefinden, zwischenmenschliche Beziehungen und die Fähigkeit zur Teilnahme am beruflichen und sozialen Leben haben.

Abhängigkeit, oft auch als Sucht bezeichnet, kennzeichnet sich durch ein starkes Verlangen nach der Substanz, Kontrollverlust über deren Gebrauch, fortgesetzten Konsum trotz schädlicher Folgen, eine höhere Priorität des Substanzgebrauchs gegenüber anderen Aktivitäten und Verpflichtungen, eine gesteigerte Toleranz und manchmal das Auftreten von Entzugserscheinungen.

Missbrauch einer Substanz bezieht sich auf ein Muster des Substanzgebrauchs, das zu erheblichen Beeinträchtigungen oder Leiden führt, wie zum Beispiel wiederholte Probleme mit dem Gesetz, wiederholtes Fahren unter Einfluss, fortgesetzter Gebrauch trotz zwischenmenschlicher Probleme, die durch die Effekte der

Substanz verursacht werden, und der Gebrauch in Situationen, in denen es gefährlich ist.

Entzug ist ein direktes Ergebnis von Abhängigkeit und tritt auf, wenn der Körper auf die Verringerung oder das Aufhören des Substanzgebrauchs mit körperlichen und psychischen Symptomen reagiert. Diese Symptome können je nach Substanz variieren und reichen von Kopfschmerzen, Übelkeit, Zittern und Schwitzen bis hin zu schwerwiegenderen Folgen wie Krampfanfällen oder Delir.

Ursachen und Risikofaktoren für psychische Krankheiten

Die Ursachen und Risikofaktoren für psychische Krankheiten sind vielschichtig und umfassen eine komplexe Interaktion genetischer, biologischer, umweltbedingter und psychosozialer Elemente. Diese Vielfältigkeit spiegelt sich in der Art und Weise wider, wie psychische Krankheiten sich entwickeln und beeinflusst werden, wobei oft kein einzelner Faktor allein verantwortlich ist. Im Folgenden wird ein umfassender Überblick über die verschiedenen Ursachen und Risikofaktoren für psychische Krankheiten gegeben.

Genetische Faktoren

Die Vererbung spielt bei vielen psychischen Störungen eine Rolle. Forschungen haben gezeigt, dass Personen mit einem nahen Verwandten, der an einer psychischen Störung leidet, ein höheres Risiko haben, selbst eine solche Störung zu entwickeln. Genetische Prädispositionen können das Risiko für Störungen wie Schizophrenie, bipolare Störung, Depression und Angststörungen erhöhen. Es ist wichtig zu betonen, dass das Vorhandensein von Genen, die mit psychischen Krankheiten in Verbindung gebracht werden, nicht zwangsläufig bedeutet, dass eine Person eine solche Krankheit entwickeln wird. Die Interaktion dieser Gene mit Umweltfaktoren spielt eine entscheidende Rolle.

Biologische Faktoren

Neben der Genetik können auch andere biologische Faktoren eine Rolle spielen. Dazu gehören Veränderungen in der Neurochemie, strukturelle oder funktionelle Abnormitäten im Gehirn und hormonelle Ungleichgewichte. Zum Beispiel wird angenommen, dass ein Ungleichgewicht der Neurotransmitter (wie Serotonin und Dopamin) bei Depressionen und anderen Stimmungsstörungen eine Rolle spielt.

Umweltfaktoren

Lebensereignisse und Umweltbedingungen können ebenfalls das Risiko für psychische Krankheiten erhöhen. Traumatische Erlebnisse wie Missbrauch, Vernachlässigung in der Kindheit, der Verlust eines geliebten Menschen oder schwere Unfälle können prädisponierende Faktoren sein. Chronischer Stress, schlechte Lebensbedingungen, Armut und das Fehlen eines unterstützenden sozialen Netzes können ebenfalls eine Rolle spielen.

Psychosoziale Faktoren

Elemente wie Erziehung, zwischenmenschliche Beziehungen und tägliche Stressoren können psychische Gesundheitszustände beeinflussen. Isolation, mangelnde soziale Unterstützung, familiäre Konflikte und beruflicher Stress sind bekannte Risikofaktoren. Psychosoziale Faktoren können auch die Art und Weise beeinflussen, wie eine Person mit den biologischen und genetischen Risiken für psychische Krankheiten umgeht.

Lebensstil und Verhalten

Substanzmissbrauch, einschließlich Alkohol- und Drogenmissbrauch, kann das Risiko für psychische Störungen erhöhen oder bestehende Bedingungen verschlimmern. Mangelnde körperliche Aktivität, schlechte Ernährung und unzureichender Schlaf können ebenfalls das Risiko erhöhen oder die Symptome bestehender psychischer Störungen verschärfen.

Entwicklungsbedingte Faktoren

Erlebnisse in der Kindheit und Jugend, einschließlich der Entwicklung von Coping-Mechanismen und Persönlichkeitsmerkmalen, können das Risiko für psychische Krankheiten beeinflussen. Entwicklungsstörungen, die in der Kindheit beginnen, wie Autismus-Spektrum-

Störungen und Aufmerksamkeitsdefizit-/Hyperaktivitätsstörung (ADHS), haben ihre eigenen spezifischen Risikofaktoren und Ursachen.

Es ist entscheidend zu verstehen, dass das Zusammenspiel dieser Faktoren bei jedem Individuum einzigartig ist, was bedeutet, dass zwei Personen mit dem gleichen Zustand sehr unterschiedliche Pfade zur Entwicklung ihrer Störung haben können. Das Wissen um diese vielfältigen Ursachen und Risikofaktoren ist wichtig für die Entwicklung effektiver Präventionsstrategien und Behandlungsansätze für psychische Krankheiten.

Die Bedeutung von Resilienz und Prävention

Resilienz und Prävention spielen eine zentrale Rolle im Kontext psychischer Gesundheit und sind entscheidend für die Förderung des Wohlbefindens und die Verringerung des Risikos psychischer Erkrankungen. Diese Konzepte bieten wichtige Ansatzpunkte, um Individuen und Gemeinschaften dabei zu unterstützen, mit Herausforderungen umzugehen und ein erfülltes Leben zu führen, selbst inmitten von Widrigkeiten.

Resilienz

Resilienz bezieht sich auf die Fähigkeit eines Individuums, sich von Rückschlägen zu erholen, sich anzupassen und trotz adverser Bedingungen oder schwerer Stressoren weiterzuentwickeln. Es ist eine dynamische Kapazität, die gestärkt werden kann, und nicht eine unveränderliche Eigenschaft. Resiliente Personen sind oft in der Lage, Krisen zu bewältigen und aus schwierigen Erfahrungen gestärkt hervorzugehen. Zu den Schlüsselfaktoren, die Resilienz fördern, gehören positive Beziehungen, Selbstwirksamkeit, die Fähigkeit zur emotionalen Regulation, Optimismus und die Fähigkeit, realistische Ziele zu setzen und darauf hinzuarbeiten.

Die Stärkung der Resilienz ist besonders wichtig, da sie nicht nur dazu beiträgt, das Risiko psychischer Störungen zu verringern, sondern auch das allgemeine Wohlbefinden zu verbessern. Interventionen zur Förderung der Resilienz können individuelle Strategien wie Stressbewältigungstechniken, Achtsamkeitstraining und kognitive Verhaltenstherapien umfassen. Sie können auch auf Gemeinschaftsebene ansetzen, indem sie soziale Unterstützung fördern, Zugang zu Ressourcen bereitstellen und eine Kultur der Akzeptanz und des Verständnisses für psychische Gesundheit schaffen.

Prävention

Prävention bezieht sich auf Maßnahmen, die darauf abzielen, das Auftreten psychischer Störungen zu verhindern oder zu verzögern. Präventive Ansätze können in primäre, sekundäre und tertiäre Prävention unterteilt werden:

- ✓ Primäre Prävention zielt darauf ab, das Auftreten neuer Fälle psychischer Störungen in der gesamten Bevölkerung oder in Risikogruppen zu

verhindern. Dies kann durch allgemeine Maßnahmen wie Aufklärung über psychische Gesundheit, Förderung von Bewegung und gesunder Ernährung sowie durch gezielte Programme für gefährdete Gruppen erreicht werden.
- ✓ Sekundäre Prävention konzentriert sich auf die frühzeitige Erkennung und Behandlung psychischer Störungen, um deren Fortschreiten zu verhindern oder zu minimieren. Dies umfasst Screening-Programme und den frühzeitigen Einsatz therapeutischer Interventionen.
- ✓ Tertiäre Prävention bezieht sich auf Maßnahmen, die darauf abzielen, die Schwere bestehender psychischer Störungen zu reduzieren und Rückfälle zu verhindern. Hierzu gehören umfassende Behandlungsprogramme, Rehabilitation und Unterstützungsgruppen.

Durch die Kombination von Präventionsstrategien und der Förderung von Resilienz können Individuen und Gemeinschaften besser auf Herausforderungen reagieren, das Auftreten psychischer Störungen reduzieren und eine inklusive Gesellschaft fördern, die das psychische Wohlbefinden schätzt und unterstützt. Die Integration dieser Ansätze in Schulen, Arbeitsplätze und im Gesundheitssystem kann dazu beitragen, eine stärkere, gesündere und widerstandsfähigere Bevölkerung zu schaffen.

Einblick in psychische Störungen

Depressive Störungen: Zeichen und Symptome

Depressive Störungen gehören zu den am häufigsten auftretenden psychischen Erkrankungen weltweit und zeichnen sich durch eine Vielzahl von emotionalen, körperlichen und kognitiven Symptomen aus, die das tägliche Leben und das Wohlbefinden der Betroffenen erheblich beeinträchtigen können. Die Symptome und deren Schweregrad können von Person zu Person variieren, und nicht jeder mit einer depressiven Störung wird alle Symptome erleben. Hier sind einige der häufigsten Zeichen und Symptome, die auf eine depressive Störung hinweisen können:

Emotionale Symptome

- ✓ Anhaltende Traurigkeit oder niedergeschlagene Stimmung, die meisten Tage und den größten Teil des Tages über einen längeren Zeitraum hinweg anhält.
- ✓ Gefühle von Hoffnungslosigkeit, Pessimismus oder Verzweiflung.
- ✓ Vermindertes Interesse oder Freude an Aktivitäten, die früher als angenehm empfunden wurden, einschließlich Hobbys, sozialen Aktivitäten oder Sex.

- ✓ Gefühle von Wertlosigkeit oder übermäßige oder unangemessene Schuldgefühle.
- ✓ Gedanken an den Tod oder Suizid, Suizidversuche oder Suizidpläne.

Körperliche Symptome

- ✓ Erhebliche Gewichtsveränderungen (Gewichtsverlust oder -zunahme) ohne Diät oder Veränderungen im Appetit.
- ✓ Schlafstörungen, einschließlich Insomnie oder übermäßiges Schlafen (Hypersomnie).
- ✓ Psychomotorische Agitation oder Verlangsamung (z.B. Rastlosigkeit, das Gefühl, physisch verlangsamt zu sein).
- ✓ Energieverlust oder erhöhte Ermüdbarkeit, selbst nach geringfügiger körperlicher oder geistiger Anstrengung.
- ✓ Körperliche Symptome ohne klare medizinische Ursache, wie Kopfschmerzen, Verdauungsprobleme oder chronische Schmerzen.

Kognitive Symptome

- ✓ Schwierigkeiten, sich zu konzentrieren, zu erinnern oder Entscheidungen zu treffen.
- ✓ Verminderte Fähigkeit, klar zu denken oder sich auf Aufgaben zu konzentrieren.

- ✓ Negative oder verzerrte Sichtweisen auf sich selbst, die eigenen Lebensumstände und die Zukunft.

Angststörungen: Erkennungsmerkmale

Angststörungen stellen eine Gruppe von psychischen Störungen dar, die durch ausgeprägte und anhaltende Angst und Sorge gekennzeichnet sind, welche über die üblichen, temporären Reaktionen auf Stresssituationen hinausgehen. Sie zählen zu den häufigsten psychischen Erkrankungen und umfassen verschiedene Unterarten, wie die generalisierte Angststörung, Panikstörung, soziale Angststörung (soziale Phobie), spezifische Phobien und die Zwangsstörung. Trotz ihrer Unterschiede teilen sie gemeinsame Erkennungsmerkmale und Symptome, die ihre Diagnose und Behandlung leiten. Hier sind einige der häufigsten Symptome und Merkmale von Angststörungen:

Übermäßige Sorge und Angst

Ein Kernmerkmal der Angststörungen ist die Tendenz, sich anhaltend und übermäßig über verschiedene Ereignisse oder Aktivitäten zu sorgen. Diese Sorgen stehen oft in keinem Verhältnis zu der tatsächlichen Bedrohung oder Gefahr.

Körperliche Symptome

- ✓ Angststörungen können eine Vielzahl von körperlichen Symptomen hervorrufen, darunter:
- ✓ Herzrasen oder Herzklopfen
- ✓ Schwitzen
- ✓ Zittern oder Beben
- ✓ Mundtrockenheit
- ✓ Atembeschwerden oder ein Gefühl der Enge in der Brust
- ✓ Übelkeit, Magen-Darm-Beschwerden
- ✓ Schwindelgefühle oder Benommenheit
- ✓ Muskelverspannungen

Vermeidungsverhalten

Personen mit Angststörungen neigen dazu, Situationen oder Objekte zu vermeiden, die ihre Angst auslösen könnten. Obwohl dies kurzfristig Erleichterung verschaffen kann, trägt das Vermeidungsverhalten langfristig zur Aufrechterhaltung der Angst bei.

Panikattacken

Bei einigen Angststörungen, insbesondere bei der Panikstörung, treten plötzliche Wellen intensiver Angst oder Unbehagen auf, die ihren Höhepunkt innerhalb weniger Minuten erreichen und mit Symptomen wie Herzrasen, Schweißausbrüchen, Zittern, Atemnot, Erstickungsgefühlen oder der Furcht, verrückt zu werden oder zu sterben, einhergehen können.

Kognitive Verzerrungen

Menschen mit Angststörungen erleben oft kognitive Verzerrungen, wie sehr negatives Denken (d.h., das Schlimmste in einer Situation erwarten) oder übermäßige Verallgemeinerungen. Diese Denkmuster können die Angst verstärken und zu einem negativen Selbstbild beitragen.

Soziale Rückzugstendenzen

Insbesondere bei der sozialen Angststörung ziehen sich Betroffene aus Angst vor negativer Bewertung, Peinlichkeit oder Ablehnung durch andere aus sozialen Interaktionen zurück.

Bipolare und verwandte Störungen

Bipolare und verwandte Störungen sind durch Stimmungsschwankungen gekennzeichnet, welche weit über die normalen Höhen und Tiefen des Lebens hinausgehen. Diese Stimmungsschwankungen umfassen episodenhaft auftretende, extrem erhöhte oder gereizte Stimmungen (Manie oder Hypomanie) und depressive Episoden. Die exakten Ursachen bipolaren Störungen sind noch nicht vollständig verstanden, doch spielen genetische, neurobiologische und umweltbedingte Faktoren eine Rolle. Hier sind einige der häufigsten Erkennungszeichen und Symptome, die mit bipolaren Störungen verbunden sind:

Manische Episoden

Eine manische Episode ist eine Periode abnormal und anhaltend erhöhter, expansiver oder gereizter Stimmung und gesteigerter Aktivität oder Energie, die für die meisten Tage, den Großteil des Tages, über einen Zeitraum von mindestens einer Woche andauert. Symptome können umfassen:

- ✓ Übersteigertes Selbstwertgefühl oder Größenwahn
- ✓ Vermindertes Schlafbedürfnis (z.B. fühlt man sich nach nur wenigen Stunden Schlaf erfrischt)
- ✓ Verstärktes Reden oder Drang zu sprechen
- ✓ Gedankenrasen oder subjektives Gefühl, dass die Gedanken übereinander stürzen
- ✓ Leicht ablenkbar
- ✓ Zunahme zielgerichteter Aktivitäten (sozial, bei der Arbeit, in der Schule oder sexuell) oder körperliche Unruhe
- ✓ Übermäßige Beschäftigung mit angenehmen Aktivitäten, die ein hohes Potenzial für schmerzhafte Konsequenzen haben (z.B. ungezügeltes Einkaufen, sexuelle Eskapaden, törichte geschäftliche Investitionen)

Hypomanische Episoden

Eine hypomanische Episode ähnelt einer manischen Episode, ist aber weniger intensiv und ohne die für manische Episoden typischen schwerwiegenden sozialen oder beruflichen Funktionsstörungen. Die Symptome müssen für mindestens vier aufeinanderfolgende Tage vorhanden sein.

Depressive Episoden

Während einer depressiven Episode erleben Personen mit einer bipolaren Störung Symptome, die denen einer Major Depression ähneln, einschließlich:

- ✓ Anhaltende Gefühle von Traurigkeit, Leerheit oder Hoffnungslosigkeit
- ✓ Markant vermindertes Interesse oder Freude an fast allen Aktivitäten
- ✓ Signifikante Gewichtsveränderungen oder Veränderung des Appetits
- ✓ Schlafprobleme (Insomnie oder Hypersomnie)
- ✓ Psychomotorische Agitation oder Hemmung
- ✓ Müdigkeit oder Energieverlust
- ✓ Gefühle von Wertlosigkeit oder übermäßige Schuld
- ✓ Verminderte Konzentrationsfähigkeit oder Entscheidungsschwierigkeiten
- ✓ Gedanken an Tod oder Suizid

Wechselnde Episoden

Ein Schlüsselmerkmal bipolaren Störungen ist der Wechsel zwischen manischen/hypomanischen Episoden und depressiven Episoden. Die Frequenz und Dauer dieser Episoden können stark variieren.

Schizophrenie und andere psychotische Störungen

Schizophrenie und andere psychotische Störungen sind durch ein Spektrum an Symptomen gekennzeichnet, die deutlich die Wahrnehmung, das Denken, die Emotionen und das Verhalten einer Person beeinflussen. Diese Störungen können tiefgreifende Auswirkungen auf das tägliche Leben und die Fähigkeit zur Teilnahme an sozialen oder beruflichen Aktivitäten haben. Obwohl die spezifischen Symptome zwischen den einzelnen Störungen variieren können, teilen sie gemeinsame Merkmale, die in positive, negative und kognitive Symptome unterteilt werden können. Hier sind einige der typischen Merkmale von Schizophrenie und anderen psychotischen Störungen:

Positive Symptome

Positive Symptome fügen der normalen Erfahrung etwas hinzu und umfassen ungewöhnliche Gedanken oder Wahrnehmungen, wie:

- ✓ Halluzinationen: Sinnestäuschungen, die in jeder sensorischen Form auftreten können, einschließlich Hören (z.B. Stimmen hören, die andere nicht hören), Sehen, Riechen, Schmecken oder Fühlen von Dingen, die nicht vorhanden sind.
- ✓ Wahnvorstellungen: Falsche Überzeugungen, die trotz gegenteiliger Beweise aufrechterhalten werden. Diese können Verfolgungswahn

(Überzeugung, verfolgt oder schikaniert zu werden), Größenwahn (Überzeugungen, außergewöhnliche Fähigkeiten, Reichtum oder Bedeutung zu haben) oder andere irrige Überzeugungen umfassen.
- ✓ Gedankenstörungen: Ungewöhnliche oder dysfunktionale Denkweisen, einschließlich desorganisiertem Denken, das sich in der Sprache zeigen kann (z.B. lose Assoziationen, Neologismen) oder in der Schwierigkeit, logisch zu denken.

Negative Symptome

Negative Symptome beziehen sich auf das Fehlen oder den Verlust normaler Funktionen und Verhaltensweisen:

- ✓ Affektverflachung: Verminderte emotionale Ausdrucksfähigkeit, einschließlich flacher oder inadäquater Gesichtsausdrücke, monotoner Sprache oder mangelnder Gestik.
- ✓ Alogie: Verarmung des Denkens oder Sprechens, was sich in kurzen, inhaltsleeren Antworten auf Fragen äußern kann.
- ✓ Anhedonie: Die Unfähigkeit, Freude oder Interesse an Aktivitäten zu empfinden, die früher als angenehm empfunden wurden.
- ✓ Sozialer Rückzug: Mangel an Motivation oder Interesse an sozialen Interaktionen, führend zu Isolation und Einsamkeit.

Kognitive Symptome

Kognitive Symptome betreffen die Denkprozesse und können die Lebensführung stark beeinträchtigen:

- ✓ Konzentrationsprobleme: Schwierigkeiten, die Aufmerksamkeit aufrechtzuerhalten oder sich auf Aufgaben zu konzentrieren.
- ✓ Gedächtnisprobleme: Schwierigkeiten mit dem Kurz- oder Langzeitgedächtnis.
- ✓ Entscheidungsschwierigkeiten: Probleme beim Treffen von Entscheidungen oder beim Planen und Organisieren von Aufgaben.

Persönlichkeitsstörungen

Persönlichkeitsstörungen sind psychische Störungen, die durch tief verwurzelte, andauernde Muster von Verhalten, Denken und Fühlen gekennzeichnet sind, die von den Erwartungen der Gesellschaft abweichen und in verschiedenen Lebensbereichen zu erheblichen Problemen oder Leiden führen. Diese Muster sind unflexibel und treten in einem breiten Spektrum von persönlichen und sozialen Situationen auf, was oft zu dysfunktionalen Beziehungen und Schwierigkeiten im Umgang mit dem täglichen Leben führt. Persönlichkeitsstörungen werden in drei Cluster eingeteilt, die jeweils durch ähnliche Eigenschaften und Symptome charakterisiert sind:

Cluster A (die "exzentrischen")

Dieses Cluster umfasst Persönlichkeitsstörungen, die durch seltsames oder exzentrisches Verhalten gekennzeichnet sind. Dazu gehören:

- ✓ Paranoide Persönlichkeitsstörung: Misstrauen und Verdächtigungen gegenüber anderen, deren Motive als böswillig interpretiert werden.
- ✓ Schizoide Persönlichkeitsstörung: Mangel an Interesse an sozialen Beziehungen, Tendenz zum Alleinsein, begrenzte emotionale Ausdrucksfähigkeit.
- ✓ Schizotypische Persönlichkeitsstörung: Exzentrisches Verhalten und abnormes Denken, Unbehagen in engen Beziehungen, oft verbunden mit verzerrtem Denken und Wahrnehmungen.

Cluster B (die "dramatischen, emotionalen oder launischen")

Personen mit Störungen in diesem Cluster zeigen oft dramatisches, übertriebenes oder unberechenbares Verhalten:

- ✓ Antisoziale Persönlichkeitsstörung: Missachtung für und Verletzung der Rechte anderer, oft verbunden mit Betrug und Manipulation.
- ✓ Borderline-Persönlichkeitsstörung: Instabilität in zwischenmenschlichen Beziehungen, Selbstbild und Affekten sowie ausgeprägte Impulsivität.

- ✓ Histrionische Persönlichkeitsstörung: Übermäßiges Emotionsausdruck und Streben nach Aufmerksamkeit.
- ✓ Narzisstische Persönlichkeitsstörung: Großes Bedürfnis nach Bewunderung, Mangel an Empathie für andere, Überzeugung von der eigenen Besonderheit.

Cluster C (die "ängstlichen oder furchtsamen")

Dieses Cluster beinhaltet Persönlichkeitsstörungen, die primär durch Angst gekennzeichnet sind:

- ✓ Vermeidend-selbstunsichere Persönlichkeitsstörung: Soziale Hemmungen, Gefühle der Unzulänglichkeit, übermäßige Sensitivität gegenüber negativer Bewertung.
- ✓ Dependente Persönlichkeitsstörung: Übermäßiges Bedürfnis, versorgt zu werden, was zu unterwürfigem und anklammerndem Verhalten führt, und Angst vor Trennung.
- ✓ Zwanghafte Persönlichkeitsstörung (nicht zu verwechseln mit der Zwangsstörung): Besessenheit mit Ordnung, Perfektionismus und Kontrolle, auf Kosten von Flexibilität, Offenheit und Effizienz.

Störungen im Zusammenhang mit Substanzmissbrauch

Substanzmissbrauch und substanzbezogene Störungen umfassen ein breites Spektrum an psychischen

Zuständen, die durch den schädlichen Gebrauch von Substanzen wie Alkohol, illegalen Drogen, verschreibungspflichtigen Medikamenten und anderen psychoaktiven Substanzen charakterisiert sind. Die Symptome von Substanzmissbrauch können je nach der spezifischen Substanz, der Dauer des Gebrauchs und individuellen Faktoren variieren, umfassen jedoch häufig:

- ✓ Toleranzentwicklung: Das Bedürfnis, größere Mengen der Substanz zu konsumieren, um die ursprünglich durch geringere Dosen erreichte Wirkung zu erzielen.
- ✓ Entzugssymptome: Körperliche oder psychische Symptome, die auftreten, wenn die Substanz reduziert oder nicht mehr konsumiert wird. Diese können je nach Substanz variieren und umfassen Unruhe, Zittern, Schwitzen, Übelkeit, Angstzustände, Reizbarkeit und Schlafstörungen.
- ✓ Verminderte Kontrolle: Schwierigkeiten, den Beginn, das Ende oder das Ausmaß des Substanzkonsums zu kontrollieren.
- ✓ Zeitlicher Aufwand: Viel Zeit wird für Aktivitäten verwendet, die den Erwerb, die Einnahme oder die Erholung von den Effekten der Substanz umfassen.
- ✓ Vernachlässigung von Hauptrollen: Versäumnis, wichtige Rollen bei der Arbeit, in der Schule oder zu Hause aufgrund des Substanzgebrauchs zu erfüllen.

- ✓ Fortgesetzter Gebrauch trotz Problemen: Fortsetzung des Substanzgebrauchs trotz des Wissens um anhaltende oder wiederholte soziale, finanzielle, psychische oder körperliche Probleme, die durch den Gebrauch der Substanz verursacht oder verschärft wurden.
- ✓ Soziale und zwischenmenschliche Probleme: Bedeutende soziale, berufliche oder zwischenmenschliche Probleme werden durch oder verschärft durch den Gebrauch der Substanz.
- ✓ Aufgabe oder Reduzierung wichtiger Aktivitäten: Aufgabe oder Reduzierung sozialer, beruflicher oder Freizeitaktivitäten aufgrund des Substanzgebrauchs.
- ✓ Risikobehafteter Gebrauch: Konsum der Substanz in Situationen, in denen es körperlich gefährlich ist.
- ✓ Fortgesetzter Gebrauch trotz körperlicher oder psychischer Probleme: Der Substanzgebrauch wird fortgesetzt, obwohl man weiß, dass er ein körperliches oder psychisches Problem verursacht oder verschlimmert.
- ✓ Craving: Ein starkes Verlangen oder eine Art Zwang, die Substanz zu konsumieren.

Essstörungen und Körperdysmorphe Störungen

Essstörungen und körperdysmorphe Störungen sind komplexe psychische Gesundheitszustände, die das Selbstbild, Essverhalten und die Wahrnehmung des eigenen Körpers tiefgreifend beeinflussen. Obwohl sie verschiedene Aspekte der psychischen Gesundheit betreffen, teilen sie die zentrale Eigenschaft einer intensiven und oft verzerrten Beschäftigung mit Aussehen, Gewicht oder Nahrungsaufnahme. Hier werden die typischen Symptome dieser Störungen detailliert beschrieben.

Essstörungen

Essstörungen umfassen mehrere Diagnosen, von denen jede durch einzigartige Verhaltensmuster und Einstellungen zu Essen, Gewicht und Körperbild charakterisiert ist. Zu den häufigsten gehören:

- ✓ Anorexia nervosa: Kennzeichnet sich durch eine intensive Angst vor Gewichtszunahme und ein verzerrtes Körperbild, das dazu führt, dass Betroffene sich selbst als übergewichtig wahrnehmen, selbst wenn sie untergewichtig sind. Symptome umfassen starkes Einschränken der Nahrungsaufnahme, extremes Gewichtsverlust, eine übermäßige Beschäftigung mit Essen, Körpergewicht und -form, und bei Frauen das Ausbleiben von mindestens drei aufeinanderfolgenden Menstruationszyklen (in relevanten Fällen).
- ✓ Bulimia nervosa: Charakterisiert durch wiederkehrende Episoden von Essanfällen gefolgt von kompensatorischem Verhalten wie Erbrechen, übermäßiger Bewegung, Fasten oder dem Missbrauch von Abführmitteln, um eine

Gewichtszunahme zu verhindern. Betroffene haben oft eine normale Gewichtsrange, leiden aber unter der Angst zuzunehmen und haben ein verzerrtes Körperbild.
- ✓ Binge-Eating-Störung (BES): Betroffene erleben regelmäßige Episoden von Essanfällen, während denen sie eine Menge Essen konsumieren, die definitiv größer ist als das, was die meisten Menschen in einem ähnlichen Zeitraum und unter ähnlichen Umständen essen würden. Diese Episoden sind mit einem Gefühl des Kontrollverlustes über das Essen verbunden. Im Gegensatz zu Bulimia nervosa folgen auf die Essanfälle keine regelmäßigen kompensatorischen Verhaltensweisen.

Körperdysmorphe Störung

Die körperdysmorphe Störung ist hingegen durch eine übermäßige Beschäftigung mit einem oder mehreren wahrgenommenen Mängeln oder Makeln im Aussehen charakterisiert, die für andere nicht wahrnehmbar oder als geringfügig angesehen werden. Die Symptome umfassen:

- ✓ Ständige Überprüfung des Aussehens im Spiegel oder Vermeiden von Spiegeln.
- ✓ Häufiges Ändern der Kleidung, Schminken oder Haarstyling, um Mängel zu verbergen.

- ✓ Die Notwendigkeit, wiederholt um Bestätigung oder Beruhigung bezüglich des Aussehens von anderen zu bitten.
- ✓ Vermeidung sozialer Situationen oder zwischenmenschlicher Kontakte aufgrund von Angst vor Beurteilung oder Ablehnung.
- ✓ Exzessive Bewegung oder Diäten in dem Bemühen, den wahrgenommenen Mangel zu "korrigieren".
- ✓ In einigen Fällen der Rückgriff auf zahlreiche kosmetische Prozeduren mit wenig Zufriedenheit.

Trauma- und stressbezogene Störungen

Trauma- und stressbezogene Störungen sind psychische Gesundheitszustände, die als Reaktion auf ein oder mehrere traumatische oder extrem stressige Ereignisse entstehen. Zu diesen Störungen gehören insbesondere die posttraumatische Belastungsstörung (PTBS), akute Belastungsstörung und Anpassungsstörungen. Sie können sich durch eine Vielzahl von emotionalen, körperlichen und verhaltensbezogenen Symptomen manifestieren, die das tägliche Leben und das Wohlbefinden der betroffenen Person erheblich beeinträchtigen können. Hier sind einige der typischen Symptome, die mit trauma- und stressbezogenen Störungen verbunden sind:

Posttraumatische Belastungsstörung (PTBS)

PTBS entwickelt sich als Reaktion auf ein oder mehrere traumatische Ereignisse, wie zum Beispiel kriegerische Auseinandersetzungen, Naturkatastrophen, schwere Unfälle, Gewalttaten oder sexuellen Missbrauch. Typische Symptome umfassen:

- ✓ Wiedererleben des Traumas: Dies kann in Form von Flashbacks, Albträumen oder belastenden Gedanken über das Ereignis auftreten.
- ✓ Vermeidung und Taubheit: Betroffene vermeiden Orte, Personen oder Aktivitäten, die Erinnerungen an das Trauma hervorrufen könnten, und zeigen oft ein Gefühl der Entfremdung von anderen sowie ein vermindertes Interesse an zuvor genossenen Aktivitäten.
- ✓ Erhöhte Erregung: Dies äußert sich durch Schlafstörungen, Reizbarkeit, Wutausbrüche, Schwierigkeiten bei der Konzentration, übermäßige Wachsamkeit und leichtes Erschrecken.
- ✓ Negative Veränderungen in Gedanken und Stimmung: Dazu gehören anhaltend negative Gedanken über sich selbst oder andere, verzerrte Schuldgefühle, anhaltende negative emotionale Zustände (z.B. Angst, Wut, Schuld oder Scham) und das Gefühl einer eingeschränkten Zukunft.

Akute Belastungsstörung

Die akute Belastungsstörung zeigt ähnliche Symptome wie die PTBS, tritt jedoch unmittelbar nach dem Trauma auf und dauert in der Regel zwischen drei Tagen und einem Monat. Wenn die Symptome länger andauern, wird häufig eine PTBS diagnostiziert.

Anpassungsstörungen

Anpassungsstörungen entstehen als Reaktion auf stressige Ereignisse oder Lebensveränderungen (wie Scheidung, Arbeitsverlust, Krankheit, Umzüge), die zu erheblichem emotionalen oder verhaltensbezogenen Leid führen, das über das übliche Maß einer normalen Anpassung hinausgeht. Typische Symptome können sein:

- ✓ Depression und Traurigkeit
- ✓ Angst und Nervosität
- ✓ Schwierigkeiten bei der Bewältigung alltäglicher Aufgaben
- ✓ Verhaltensprobleme in der Schule oder am Arbeitsplatz
- ✓ Rückzug von sozialen Aktivitäten
- ✓ Schlafstörungen

Erkennen von Warnsignalen und Symptomen

Verhaltensänderungen als frühe Warnsignale

Verhaltensänderungen können frühe Indikatoren für eine Vielzahl psychischer Störungen sein. Sie manifestieren sich oft bevor offensichtliche Symptome der jeweiligen Störung erkennbar werden und sind daher wichtige Signale, auf die Freunde, Familienmitglieder und Fachkräfte achten sollten. Solche Verhaltensänderungen können in vielerlei Hinsicht auftreten, je nach Individuum und der Art der psychischen Störung. Hier sind einige allgemeine Verhaltensänderungen, die als frühe Warnsignale dienen können:

Sozialer Rückzug

Ein plötzlicher oder schrittweiser Rückzug aus sozialen Kontakten und Aktivitäten, die ein Individuum zuvor genossen hat, kann ein frühes Anzeichen für psychische Störungen sein. Dies kann Depressionen, Angststörungen, Schizophrenie und andere Bedingungen einschließen.

Veränderungen im Schlaf- oder Essverhalten

Schwierigkeiten beim Einschlafen oder Durchschlafen, Schlafen zu ungewöhnlichen Zeiten oder übermäßiges Schlafen können auf psychische Probleme hinweisen.

Ähnlich können deutliche Veränderungen im Essverhalten, wie verminderter Appetit oder übermäßiges Essen, Frühwarnzeichen sein.

Stimmungsschwankungen

Extreme oder ungewöhnliche Schwankungen in der Stimmung, wie von intensiver Traurigkeit zu übermäßiger Glückseligkeit, können ein Hinweis auf eine psychische Störung sein, einschließlich bipolarer Störung oder Depression.

Abnahme der Leistung

Eine plötzliche Abnahme der Leistung in der Schule oder am Arbeitsplatz kann ebenfalls ein Warnsignal sein. Dies kann sich in Schwierigkeiten, sich zu konzentrieren, einer Abnahme der Motivation oder einem Verlust des Interesses an Aufgaben äußern, die zuvor als wichtig oder befriedigend angesehen wurden.

Erhöhte Sensitivität

Eine gesteigerte Empfindlichkeit gegenüber Ablehnung, Kritik oder Stress kann ein Frühzeichen für psychische Probleme sein. Personen können übermäßig defensiv in Reaktion auf moderate Feedbacks oder alltägliche Stressoren werden.

Veränderungen im Energielevel

Eine bemerkenswerte Zunahme oder Abnahme der Energie kann ein Indikator für verschiedene psychische Störungen sein. Übermäßige Energie kann bei manischen Episoden einer bipolaren Störung auftreten, während ein Mangel an Energie häufig bei Depression beobachtet wird.

Vernachlässigung der persönlichen Hygiene

Das Vernachlässigen persönlicher Pflege und Hygiene, was früher ein Teil der normalen Routine war, kann ein Zeichen für psychische Probleme sein. Dies kann auf Depressionen oder schwere Angststörungen hinweisen, aber auch auf psychotische Störungen.

Risikoverhalten

Ein Anstieg von impulsiven oder risikoreichen Verhaltensweisen, die nicht charakteristisch für die Person sind, wie exzessives Trinken, Drogenmissbrauch oder gefährliches Fahren, kann ebenfalls ein Warnsignal sein.

Diese Verhaltensänderungen müssen natürlich im Kontext betrachtet werden; nicht jede Veränderung weist notwendigerweise auf eine psychische Störung hin. Allerdings, wenn diese Verhaltensweisen neu sind, sich verschlimmern oder das tägliche Leben beeinträchtigen, ist es wichtig, professionelle Hilfe zu suchen. Eine frühzeitige Intervention kann entscheidend für die

Diagnose, Behandlung und Verbesserung der Lebensqualität der betroffenen Person sein.

Kommunikation und Sprache: Auffälligkeiten erkennen

Auffälligkeiten in Kommunikation und Sprache können wichtige Indikatoren für verschiedene psychische Störungen oder Entwicklungsverzögerungen sein. Diese Auffälligkeiten reichen von Veränderungen in der Art und Weise, wie eine Person spricht und interagiert, bis hin zu Schwierigkeiten beim Verstehen oder Produzieren von Sprache. Frühzeitiges Erkennen solcher Auffälligkeiten kann entscheidend für die Einleitung angemessener Unterstützungsmaßnahmen oder Behandlungen sein. Hier sind einige Schlüsselaspekte, die auf Auffälligkeiten in Kommunikation und Sprache hinweisen können:

Veränderte Sprechmuster

- ✓ Monotonie oder fehlende Modulation: Die Sprache kann monoton ohne die üblichen Höhen und Tiefen klingen, was oft bei Autismus-Spektrum-Störungen oder nach neurologischen Ereignissen beobachtet wird.
- ✓ Sprechgeschwindigkeit: Ungewöhnlich schnelles Sprechen kann bei manischen Episoden einer bipolaren Störung auftreten, während verlangsamtes Sprechen ein Merkmal von Depressionen sein kann.

- ✓ Häufiges Zögern oder Pausen im Sprechen: Kann auf Angststörungen hinweisen, wo die Sorge um die Bewertung durch andere zu einem übermäßigen Bedürfnis nach der Auswahl "richtiger" Worte führt.

Schwierigkeiten im Sprachverständnis

- ✓ Wörtliches Verstehen: Schwierigkeiten, Metaphern, Ironie oder nicht wörtlich gemeinte Sprache zu verstehen, was oft bei Personen mit Autismus-Spektrum-Störungen der Fall ist.
- ✓ Verarbeitungsgeschwindigkeit: Eine verlangsamte Verarbeitung von gesprochener Sprache kann in verschiedenen Kontexten auftreten, einschließlich nach Schädel-Hirn-Trauma oder bei kognitiven Beeinträchtigungen.

Veränderungen im Sprachgebrauch

- ✓ Eingeschränkter Wortschatz: Kann bei Entwicklungsstörungen oder Demenz auftreten.
- ✓ Neologismen: Die Erfindung neuer Wörter, die nur für die betroffene Person eine spezifische Bedeutung haben, kann ein Zeichen von Schizophrenie sein.
- ✓ Wiederholungen oder Echolalie: Das unmittelbare oder verzögerte Wiederholen von Wörtern oder Phrasen, die von anderen gesagt wurden,

ist häufig bei Autismus-Spektrum-Störungen zu beobachten.

Schwierigkeiten in der pragmatischen Kommunikation

- ✓ Schwierigkeiten, Gesprächsbeiträge angemessen zu wechseln: Probleme beim Einhalten von Gesprächsregeln, wie dem Geben und Nehmen in Unterhaltungen.
- ✓ Unangemessener Gebrauch von Sprache in sozialen Kontexten: Zum Beispiel das Unvermögen, den Ton oder die Form der Sprache dem Kontext oder dem Zuhörer anzupassen, was bei sozialen Kommunikationsstörungen oder Autismus-Spektrum-Störungen vorkommen kann.
- ✓ Gestörter Blickkontakt: Vermeiden oder übermäßiger Blickkontakt kann in der Kommunikation auffällig sein und auf verschiedene psychische oder Entwicklungsstörungen hinweisen.

Soziale Kommunikation

- ✓ Mangel an reziproker Kommunikation: Schwierigkeiten, Interessen oder Emotionen mit anderen zu teilen, sind oft bei Autismus-Spektrum-Störungen zu beobachten.
- ✓ Mangelndes Verständnis sozialer Hinweise: Schwierigkeiten, nonverbale Signale wie Körpersprache oder Gesichtsausdrücke zu

interpretieren, können die soziale Interaktion beeinträchtigen.

Emotionale Anzeichen und Hinweise

Emotionale Anzeichen und Hinweise können oft erste Indikatoren für das Vorliegen einer psychischen Störung sein. Während jeder Mensch gelegentlich Stimmungsschwankungen oder emotionale Herausforderungen erlebt, deuten anhaltende oder extreme Veränderungen in den Emotionen darauf hin, dass eine tiefere Untersuchung notwendig sein könnte. Zu den emotionalen Anzeichen, die auf psychische Störungen hinweisen können, gehören:

- ✓ Anhaltende Traurigkeit oder Niedergeschlagenheit: Ein kontinuierliches Gefühl der Traurigkeit oder Hoffnungslosigkeit kann ein Hinweis auf Depression oder eine andere affektive Störung sein.
- ✓ Übermäßige Sorgen oder Ängste: Ständige, übertriebene Sorge um alltägliche Dinge, die schwer zu kontrollieren ist, kann auf eine generalisierte Angststörung oder andere Angststörungen hinweisen.
- ✓ Emotionale Taubheit: Ein Mangel an Gefühlen oder das Gefühl, von seinen Emotionen abgeschnitten zu sein, kann bei verschiedenen psychischen Störungen auftreten, einschließlich Depression und posttraumatischer Belastungsstörung.

- ✓ Extreme Stimmungsschwankungen: Starke und schnelle Wechsel zwischen emotionalen Zuständen können auf bipolare Störungen oder andere Stimmungsstörungen hindeuten.
- ✓ Reizbarkeit oder Wutausbrüche: Häufige Reizbarkeit oder unerklärliche Wut können ein Zeichen für emotionale Dysregulation sein, die mit verschiedenen psychischen Erkrankungen, einschließlich Persönlichkeitsstörungen, assoziiert ist.
- ✓ Gefühle von Wertlosigkeit oder übermäßiger Schuld: Diese können besonders bei Depressionen ausgeprägt sein, aber auch in anderen Kontexten psychischer Störungen auftreten.
- ✓ Verlust des Interesses an Aktivitäten: Ein plötzlicher Verlust des Interesses an Aktivitäten, die früher als angenehm oder lohnend empfunden wurden, kann ein Anzeichen für Depression oder eine andere psychische Erkrankung sein.
- ✓ Übermäßiges oder unangemessenes Schuldgefühl: Sich für Dinge verantwortlich zu fühlen, die außerhalb der eigenen Kontrolle liegen, oder übermäßiges Schuldgefühl zu empfinden, kann auf psychische Probleme hinweisen.
- ✓ Gedanken an Tod oder Suizid: Häufige oder anhaltende Gedanken an Tod, Suizid oder Selbstverletzung sind ernsthafte Anzeichen, die sofortige Aufmerksamkeit erfordern.

Körperliche Symptome und psychosomatische Signale

Körperliche Symptome und psychosomatische Signale können oft eng mit psychischen Störungen verbunden sein oder als Hinweise auf solche dienen. Psychosomatische Symptome sind körperliche Beschwerden, die durch psychische Faktoren wie Stress oder emotionale Konflikte verstärkt werden oder entstehen. Diese Symptome sind real und können für Betroffene belastend sein, auch wenn keine organische Ursache gefunden wird. Die Anerkennung dieser körperlichen Zeichen ist wesentlich für das Verständnis und die Behandlung der zugrundeliegenden psychischen Störungen. Zu den häufigen körperlichen Symptomen, die mit psychischen Erkrankungen assoziiert sind, gehören:

- ✓ Chronische Müdigkeit: Ein anhaltendes Gefühl der Erschöpfung oder Energieverlust, das nicht durch Ruhe gelindert wird, kann auf Depressionen oder Angststörungen hinweisen.
- ✓ Schlafprobleme: Schwierigkeiten beim Einschlafen, Durchschlafen oder übermäßiger Schlaf können bei einer Reihe von psychischen Störungen auftreten, darunter Depression, Angststörungen und posttraumatische Belastungsstörung (PTBS).
- ✓ Veränderungen im Appetit oder Gewicht: Signifikante Gewichtsverluste oder -zunahmen ohne bewusste Diät- oder Trainingsänderungen können auf Depressionen oder Essstörungen hinweisen.

- ✓ Körperliche Schmerzen ohne klare Ursache: Unspezifische Schmerzen wie Kopfschmerzen, Rückenschmerzen oder Magenschmerzen, für die keine medizinische Erklärung gefunden wird, können psychosomatische Reaktionen auf psychischen Stress sein.
- ✓ Verdauungsprobleme: Magen-Darm-Beschwerden wie Übelkeit, Durchfall oder Verstopfung können bei Angststörungen oder in stressreichen Perioden verstärkt auftreten.
- ✓ Herzrasen und Brustschmerzen: Diese können Symptome einer Panikattacke sein und sollten immer medizinisch abgeklärt werden, um kardiale Ursachen auszuschließen.
- ✓ Zittern oder Muskelzuckungen: Diese können bei Angstzuständen auftreten und sind oft mit erhöhter Nervosität oder Anspannung verbunden.
- ✓ Schwindel oder Benommenheit: Diese können in Situationen von extremer Angst oder Stress auftreten und sind manchmal Teil der Symptomatik von Panikattacken.

Die Präsenz von einem oder mehreren dieser Symptome erfordert eine sorgfältige Bewertung, um mögliche psychische Ursachen zu identifizieren und zu adressieren.

Vom Störungsbild zur Diagnose

Der Weg vom Störungsbild, also den beobachtbaren Symptomen, zur Diagnose bei psychischen Erkrankungen ist selbst im Idealfall ein vielschichtiger Prozess, der Fachkenntnis, Sorgfalt und oft auch Zeit und Geduld erfordert.

Zuallererst ist eine umfassende Anamnese unerlässlich. Dabei wird nicht nur die aktuelle Symptomatik des Patienten detailliert erfasst, sondern auch seine medizinische Vorgeschichte, psychosoziale Umstände, frühere psychische Erkrankungen sowie die Familiengeschichte hinsichtlich psychischer Erkrankungen. Die Selbstwahrnehmung des Patienten und seine Schilderungen sind in dieser Phase von großer Bedeutung, denn sie liefern wichtige Einblicke in sein Erleben und Verhalten.

Nach der Anamnese folgt in der Regel eine körperliche Untersuchung, um körperliche Ursachen, die psychische Symptome verursachen oder beeinflussen könnten, auszuschließen oder zu identifizieren.

Ein weiterer wichtiger Schritt ist die psychopathologische Befunderhebung. Hierbei wird die aktuelle psychische Verfassung des Patienten anhand einer systematischen Beobachtung und Bewertung verschiedener Bereiche wie Bewusstsein, Wahrnehmung, Denken, Stimmung, Affekt, Willensbildung, Verhalten und soziale Interaktionen beurteilt. Diese Beurteilung hilft bei der

Identifikation spezifischer Muster oder Abweichungen, die für bestimmte psychische Störungen charakteristisch sind.

In manchen Fällen können spezielle psychologische Tests oder Fragebögen eingesetzt werden, um bestimmte Aspekte der psychischen Gesundheit genauer zu untersuchen. Dazu gehören Persönlichkeitstests, Leistungstests, neuropsychologische Tests und spezifische Screening-Instrumente für bestimmte Störungsbilder.

Nachdem alle relevanten Informationen gesammelt wurden, erfolgt die Diagnosestellung anhand etablierter Kriterien, wie sie beispielsweise im Diagnostischen und Statistischen Handbuch Psychischer Störungen (DSM-5) oder der Internationalen Klassifikation psychischer Störungen (ICD-10) festgelegt sind. Diese Kriterienkataloge bieten eine standardisierte Sprache und Kriterien für die Diagnose psychischer Störungen, die auf Symptommustern, dem Verlauf der Störung und Ausschlusskriterien basieren.

Die Diagnose psychischer Erkrankungen ist immer auch ein dynamischer Prozess, bei dem die Diagnose im Laufe der Zeit oftmals angepasst werden muss, um neue Informationen oder Änderungen im Zustand des Patienten zu berücksichtigen. Darüber hinaus kann die Komorbidität, also das Vorhandensein von zwei oder mehr Störungen bei einem Patienten, die Diagnosestellung erschweren und erfordert eine sorgfältige

Bewertung und möglicherweise eine multidisziplinäre Herangehensweise.

Doch dies ist der Idealfall, in dem relativ klare Symptome zu beobachten sind und in dem professionelle Hilfe kurzfristig verfügbar ist.

Das wiederum ist oftmals nicht der Fall. Hinzu kommt, dass oftmals eine nachvollziehbare Scheu davor besteht, professionelle Hilfe in Anspruch zu nehmen, auch und gerade, wenn noch gar nicht klar ist, ob wirklich eine ernsthafte psychische Störung vorliegt. Der Wunsch von Betroffenen nach schneller Beantwortung ihrer vielen Fragen ist nachvollziehbar. Welche Symptome treten auf, was bedeuten sie und was muss ich beachten? Und – ist es überhaupt so schlimm, dass ich den vielleicht als Stigma empfundenen Weg zum Psychiater überhaupt gehen muss?

In meiner Praxis habe ich Fälle gesehen, in denen zwei hoch qualifizierte Ärzte einen Patienten binnen zweier Wochen konträr diagnostiziert haben – die Diagnose reichte von schwerer Schizophrenie bis hin zu einem vergleichsweise wenig schweren Fall von Borderline. So etwas ist kein Einzelfall, ich spreche aus Erfahrung. Dass man mit solchen Fachdiagnosen den betroffenen hilflos zurück läßt, braucht nicht betont zu werden.

Natürlich, und das kann nicht oft genug betont werden, ersetzt eine Laiendiagnose nicht das Urteil eines Fachmanns, zumal fast alle psychischen Krankheiten umso besser behandelt werden können, je schneller eine fachgerechte Diagnose erfolgt.

Dennoch besteht ein großes Interesse an rascher und unbürokratischer Hilfe. Wer im Internet nach bestimmten Krankheitsbildern sucht, der hat den ersten Schritt bereits verpasst: Es gibt viele - dem Laien oftmals unbekannte – Krankheitsbilder, die bei der Selbstevaluation gerne einmal vergessen oder falsch fehlerhaft zugeordnet werden.

Daher haben wir hier zusätzlich den zugegeben ungewöhnlichen Weg gewählt, eine Vielzahl typischer Symptome einer ebenso typischen breiten Auswahl von psychischen Krankheiten gegenüberzustellen. Nur so kann ein Betroffener überhaupt einen ersten Eindruck davon gewinnen, ob und ggf. was mit ihm oder seinen Angehörigen bzw. Freunden los ist.

Folgende typischen Symptome lassen einen ersten Hinweis auf eine bestimmte psychische Krankheit zu:

Anhaltende Traurigkeit, Niedergeschlagenheit oder leerer Gefühlszustand:

Depression, Bipolare Störung (depressive Episode)

Verlust des Interesses oder der Freude an Aktivitäten, die zuvor genossen wurden:

Depression, Bipolare Störung (depressive Episode)

Gewichtsverlust oder -zunahme ohne Diätversuche, Veränderungen im Appetit

Depression, Essstörung, Bipolare Störung (depressive Episode)

Schlafstörungen oder übermäßiges Schlafen:

Depression, Schizophrenie, Bipolare Störung (depressive Episode)

Energielosigkeit oder erhöhte Müdigkeit

Depression, Bipolare Störung (depressive Episode)

Gefühle von Wertlosigkeit oder übermäßige Schuldgefühle:

Depression, Bipolare Störung (depressive Episode)

Schwierigkeiten beim Denken, Konzentrieren oder Entscheiden:

Depression, Bipolare Störung (depressive Episode), Schizophrenie

Gedanken an Tod oder Suizid:

Depression, Bipolare Störung (depressive Episode), Schizophrenie

Übermäßige Sorge und Angst, die schwer zu kontrollieren sind

Angststörungen

Ruhelosigkeit oder sich leicht erschöpft fühlen

Angststörungen, Bipolare Störung

Schwierigkeiten beim Konzentrieren oder Leere im Kopf

Angststörungen

Reizbarkeit

Angststörungen

Muskelspannung

Angststörungen

Schlafstörungen

Angststörungen

Wahnvorstellungen

Schizophrenie

Halluzinationen, Stimmen

Schizophrenie

Desorganisiertes Denken (ersichtlich aus desorganisierter Sprache)

Schizophrenie

Stark abnormes motorisches Verhalten, einschließlich Katatonie

Schizophrenie

Negative Symptome (z.B. abgeflachte Affekte, Alogie, Willensschwäche)

Schizophrenie

Plötzliche und wiederholte Anfälle von intensiver Angst oder Terror

Panikstörung

Herzrasen, Herzpalpitationen oder beschleunigter Herzschlag

Panikstörung

Schwitzen, Zittern oder Beben

Panikstörung

Gefühle der Kurzatmigkeit oder Erstickungsgefühle

Panikstörung

Gefühl der Kontrollverlust oder Angst, verrückt zu werden oder zu sterben

Panikstörung

Zwangsgedanken, die als aufdringlich und unerwünscht empfunden werden und erhebliche Angst oder Unbehagen verursachen

Zwangsstörung (OCD)

Zwangshandlungen, die der Person das Gefühl geben, sie müsse sie ausführen, oft als Antwort auf eine obsessive Gedanken oder nach strengen Regeln

Zwangsstörung (OCD)

Wiedererleben des traumatischen Ereignisses durch Flashbacks, Alpträume oder belastende Erinnerungen

Posttraumatische Belastungsstörung (PTBS)

Vermeidung von Erinnerungen oder externen Hinweisen, die an das Trauma erinnern

Posttraumatische Belastungsstörung (PTBS)

Negative Veränderungen in Gedanken und Stimmung, wie das Gefühl einer anhaltenden negativen emotionalen Verfassung

Posttraumatische Belastungsstörung (PTBS), Depression, Bipolare Störung

Erhöhte Erregung und Reaktivität, wie übermäßige Schreckhaftigkeit oder Schlafstörungen

Posttraumatische Belastungsstörung (PTBS)

Extreme Angst vor Gewichtszunahme, Verzerrung des Körperbildes, restriktives Essverhalten

Essstörungen

Episoden von Essanfällen gefolgt von erbrechen oder anderen kompensatorischen Verhaltensweisen

Essstörungen

Essanfälle ohne regelmäßige kompensatorische Verhaltensweisen

Essstörungen

Instabile interpersonelle Beziehungen, Selbstbild und Affekte; impulsives Verhalten

Borderline-Persönlichkeitsstörung

Mangel an Empathie für andere, ein Bedürfnis nach Bewunderung, ein übertriebenes Gefühl der eigenen Wichtigkeit

Borderline-Persönlichkeitsstörung

Missachtung für und Verletzung der Rechte anderer, Lügen, aggressives Verhalten

Borderline-Persönlichkeitsstörung

Schwierigkeiten, die Sorge zu kontrollieren.

Angststörung

Ruhelosigkeit oder Gefühl, aufgedreht zu sein oder "am Ende"; leicht ermüdbar sein; Schwierigkeiten, sich zu konzentrieren oder Gedankenleere; Reizbarkeit; Muskelspannung; Schlafstörung.

Angststörung

Markante und anhaltende Angst vor einer oder mehreren sozialen oder Leistungssituationen, in denen die Person der möglichen Prüfung durch andere ausgesetzt ist.

Angststörung

Die Person fürchtet, dass sie Angstsymptome zeigen könnte, die peinlich oder demütigend sein werden.

Angststörung

Soziale Situationen werden fast immer mit intensiver Angst oder Unbehagen erlebt oder vollständig vermieden.

Angststörung

Zwänge auf spezifische Themen wie Sauberkeit, Ordnung, Symmetrie, Religion oder sexuelle Gedanken

Zwangsstörung (OCD)

Wiederholtes Ausreißen der eigenen Haare, was zu Haarverlust führt.

Trichotillomanie (Haarausreißstörung)

Wachsende Spannung unmittelbar vor dem Ausreißen oder beim Versuch, dem Impuls zu widerstehen.

Trichotillomanie (Haarausreißstörung)

Befriedigung, Vergnügen oder Erleichterung beim Ausreißen der Haare.

Trichotillomanie (Haarausreißstörung)

Exzessives Vergleichen des Aussehens mit anderen, exzessive Nutzung von Kleidung oder Makeup, um wahrgenommene Makel zu verbergen.

Körperdysmorphe Störung

Starke Überzeugung, dass ein Makel sie hässlich oder deformiert machen, auch wenn der wahrgenommene Defekt für andere unsichtbar ist.

Körperdysmorphe Störung

Wie weiter?

Wenn man vermutet, dass jemand eine psychische Störung hat, ist ein sensibler und unterstützender Ansatz entscheidend. Zuerst ist es wichtig, eine offene und nicht wertende Kommunikation zu fördern. Sprechen Sie Ihre Sorgen auf eine einfühlsame Weise aus, indem Sie betonen, dass Sie aus Sorge und Mitgefühl handeln. Es ist hilfreich, spezifische Beobachtungen über Veränderungen im Verhalten oder in der Stimmung zu teilen, ohne zu diagnostizieren oder zu etikettieren.

Das Zuhören spielt eine wesentliche Rolle. Geben Sie der Person Raum, über ihre Gefühle und Erfahrungen zu sprechen, ohne sie zu unterbrechen oder sofort Lösungen anzubieten. Oft ist das Gefühl, gehört und verstanden zu werden, an sich schon sehr unterstützend.

Ermutigen Sie die Person vorsichtig, professionelle Hilfe in Anspruch zu nehmen, aber erkennen Sie an, dass die Entscheidung letztendlich bei ihr liegt. Es kann nützlich sein, Informationen über verfügbare Ressourcen und Hilfsangebote zu recherchieren und anzubieten, jedoch ohne Druck auszuüben. Manchmal kann das Angebot, sie zu einem Termin zu begleiten, eine zusätzliche Unterstützung bieten.

Es ist auch wichtig, auf die eigene psychische Gesundheit zu achten. Unterstützung für jemanden mit einer psychischen Störung zu bieten, kann emotional belastend sein. Stellen Sie sicher, dass Sie auch für sich selbst sorgen, setzen Sie Grenzen, um Überforderung zu vermeiden, und suchen Sie bei Bedarf selbst Unterstützung.

Im Umgang mit jemandem, von dem man vermutet, dass er eine psychische Störung hat, ist es wichtig, Mitgefühl, Geduld und Verständnis zu zeigen. Erkennen Sie an, dass die Genesung ein Prozess ist, und bieten Sie kontinuierliche Unterstützung an, während Sie die Autonomie und die Entscheidungen der betroffenen Person respektieren.

Ein unterstützendes Gespräch mit jemandem zu führen, der vielleicht von psychischen Krankheiten betroffen ist, erfordert Empathie, Geduld und Offenheit. Der Schlüssel zu einem solchen Gespräch ist es, eine sichere, nicht wertende Umgebung zu schaffen, in der sich die Person verstanden und unterstützt fühlt.

Zu Beginn ist es wichtig, der Person deine volle Aufmerksamkeit zu schenken. Stellen Sie sicher, dass das Gespräch in einer ruhigen und privaten Umgebung stattfindet, frei von Ablenkungen. Dies vermittelt der Person das Gefühl, dass ihr Wohlbefinden deine Priorität ist.

Der nächste Schritt ist das Zuhören, ohne zu urteilen. Es ist entscheidend, aktiv zuzuhören und auf das zu achten, was die Person sagt, und wie sie es sagt. Vermeiden Sie es, sofort Lösungen anzubieten oder die Probleme der Person zu minimalisieren. Stattdessen sollten Sie durch Nachfragen Interesse und Verständnis zeigen. Fragen wie "Wie fühlst du dich dabei?" oder "Was denkst du, was dir helfen könnte, dich besser zu fühlen?" können hilfreich sein, um das Gespräch zu vertiefen.

Es ist auch wichtig, die Person zu ermutigen, über ihre Gefühle und Erfahrungen zu sprechen, aber ohne Druck auszuüben. Manche Menschen brauchen mehr Zeit als andere, um sich zu öffnen. Zeige, dass du bereit bist, zuzuhören, wann immer sie bereit sind zu sprechen.

Wenn es angebracht erscheint, kann man Informationen über professionelle Hilfsangebote teilen. Viele Menschen sind sich nicht bewusst, welche Ressourcen zur Verfügung stehen oder haben Angst, den ersten Schritt zu machen. Man könnte vorschlagen, gemeinsam nach geeigneten Hilfsangeboten zu.

Es ist auch hilfreich, sich selbst über psychische Krankheiten zu informieren. Ein besseres Verständnis der Herausforderungen, mit denen die Person konfrontiert ist, kann dazu beitragen, deine Fähigkeit zu verbessern, empathisch und unterstützend zu reagieren. Dennoch solltest du vermeiden, dich als Experten für ihre Situation zu positionieren, es sei denn, du bist professionell qualifiziert.

Abschließend ist es wichtig, die eigene Grenzen zu erkennen. Unterstützend zu sein bedeutet nicht, dass man die Probleme der Person lösen kann oder soll. Manchmal ist das Beste, einfach da zu sein, zu unterstützen und zu ermutigen, professionelle Hilfe in Anspruch zu nehmen.

Ermutigen Sie die Person vorsichtig, professionelle Hilfe in Anspruch zu nehmen, aber erkennen Sie an, dass die Entscheidung letztendlich bei ihr liegt. Es kann nützlich sein, Informationen über verfügbare Ressourcen und Hilfsangebote zu recherchieren und anzubieten, jedoch ohne Druck auszuüben. Manchmal kann das Angebot, sie zu einem Termin zu begleiten, eine zusätzliche Unterstützung bieten.

Es ist auch wichtig, auf die eigene psychische Gesundheit zu achten. Unterstützung für jemanden mit einer psychischen Störung zu bieten, kann emotional belastend sein. Stellen Sie sicher, dass Sie auch für sich selbst sorgen, setzen Sie Grenzen, um Überforderung zu vermeiden, und suchen Sie bei Bedarf selbst Unterstützung.

Der erste und wichtigste Schritt ist die Gewährleistung der physischen und psychischen Sicherheit der betroffenen Person. Dies beinhaltet die Beurteilung von Risiken wie Selbstschädigung oder Suizidgefahr und die Einleitung entsprechender Schutzmaßnahmen. Bei unmittelbarer Gefahr ist es entscheidend, professionelle Hilfe zu rufen oder die Person in eine sichere Umgebung zu bringen.

Die Fähigkeit, ruhig und präsent zu bleiben, wirkt ansteckend und kann dazu beitragen, die betroffene Person zu beruhigen. Eine ruhige, unterstützende Haltung hilft, Vertrauen aufzubauen und eine Atmosphäre zu schaffen, in der die Person bereit ist, über ihre Erfahrungen zu sprechen.

Ziel ist es, die unmittelbare psychische Belastung zu reduzieren und die Person zu stabilisieren. Dies kann durch Beruhigung, Versicherung und die Bereitstellung praktischer Unterstützung bei der Bewältigung unmittelbarer Bedürfnisse erfolgen. Es ist auch hilfreich, der Person zu helfen, ihre Gedanken zu ordnen und einen Schritt nach dem anderen zu planen.

Zusammen mit der betroffenen Person sollte ein Plan entwickelt werden, der kurzfristige Lösungen für die akute Krise sowie langfristige Strategien zur Bewältigung zukünftiger Stressoren umfasst. Dies kann die Identifizierung von Bewältigungsressourcen, die Vereinbarung von Sicherheitsmaßnahmen und die Planung weiterer professioneller Unterstützung beinhalten.

In vielen Fällen ist es angebracht, die Person an Fachleute oder spezialisierte Dienste weiterzuleiten, die eine tiefergehende Behandlung oder Unterstützung anbieten können.

Das Erkennen des Bedarfs und die Suche nach professioneller Hilfe bei psychischen Problemen ist ein wichtiger Schritt, der Mut erfordert und ein Zeichen von Stärke ist. Viele Menschen zögern, diesen Schritt zu gehen, sei es aufgrund von Unsicherheit, Angst vor Stigmatisierung oder einfach, weil sie nicht wissen, wann und wie sie Hilfe suchen sollen. Es gibt jedoch bestimmte Anzeichen und Situationen, die darauf hindeuten können, dass es an der Zeit ist, professionelle Unterstützung in Anspruch zu nehmen.

Wenn emotionale oder psychische Belastungen über einen längeren Zeitraum andauern und beginnen, das tägliche Leben zu beeinträchtigen, kann dies ein klares Signal sein, dass es Zeit ist, Hilfe zu suchen. Dazu gehören anhaltende Gefühle der Traurigkeit, Angst, extreme Stimmungsschwankungen oder der Rückzug von sozialen Kontakten und Aktivitäten, die früher Freude bereiteten. Besonders alarmierend sind Gedanken an Selbstverletzung oder Suizid, die immer ernst genommen werden sollten und eine sofortige Suche nach professioneller Hilfe erfordern.

Der erste Schritt in Richtung Hilfe kann darin bestehen, sich an den Hausarzt zu wenden. Dieser kann eine erste Bewertung vornehmen und gegebenenfalls an spezialisierte Fachkräfte wie Psychiater oder Psychotherapeuten verweisen. Diese Spezialisten können dann zusammen mit der betroffenen Person die geeigneten Therapieoptionen erörtern und einen individuellen Behandlungsplan erstellen.

Neben Ärzten und Therapeuten gibt es auch Beratungsstellen, die spezialisierte Unterstützung für bestimmte Probleme wie Sucht, Trauer oder familiäre Konflikte bieten. In akuten Krisensituationen können Notdienste oder Krisenhotlines eine unmittelbare Anlaufstelle bieten und erste Hilfe leisten, oft rund um die Uhr.

Mit dem Aufkommen digitaler Technologien haben sich zusätzliche Ressourcen für Menschen in psychischen Notlagen entwickelt. Online-Therapieangebote, Foren und Selbsthilfegruppen bieten flexible und niederschwellige Möglichkeiten, Unterstützung zu finden. Diese Optionen können besonders wertvoll sein für diejenigen, die persönliche Treffen scheuen oder in entlegenen Gebieten leben.

Die Entscheidung, Hilfe zu suchen, ist der erste und oft schwierigste Schritt auf dem Weg zur Besserung. Es ist wichtig zu erkennen, dass psychische Erkrankungen genauso wichtig und behandlungsbedürftig sind wie körperliche Erkrankungen. Die Inanspruchnahme professioneller Hilfe ist ein proaktiver Schritt, um die eigene Gesundheit und Lebensqualität zu verbessern.